Yassir Adam Shuaib

Sero-prevalência e factores de risco da PPR em ovinos no Sudão

Yassir Adam Shuaib

Sero-prevalência e factores de risco da PPR em ovinos no Sudão

ScienciaScripts

Imprint

Cover image: www.ingimage.com

This book is a translation from the original published under ISBN 978-3-659-64769-7.

Publisher:
Sciencia Scripts
is a trademark of
Dodo Books Indian Ocean Ltd. and OmniScriptum S.R.L publishing group

120 High Road, East Finchley, London, N2 9ED, United Kingdom
Str. Armeneasca 28/1, office 1, Chisinau MD-2012, Republic of Moldova, Europe
Printed at: see last page
ISBN: 978-620-8-12698-8

Índice:

AGRADECIMENTOS

Acima de tudo, louvo o meu Deus todo-poderoso por me ter dado saúde, sabedoria, capacidade e força para levar a cabo este trabalho e por todas as outras graças.

Abd-Alhamid A. M. El-Fadil, Sudan College of Veterinary Medicine, University of Science and Technology, Sudão; Prof. Karl-Hans Zessin, Faculty of Veterinary Medicine, Freie Universität Berlin, Alemanha; Dr. Haileluel Negussie, School of Veterinary Medicine, Addis Ababa University, Etiópia, pela sua excelente orientação, apoio e encorajamento constante ao longo deste projeto e também pela sua inestimável assistência e instruções. Haileluel Negussie, Faculdade de Medicina Veterinária, Universidade de Adis Abeba, Etiópia, pela sua excelente orientação, apoio e encorajamento constante ao longo deste projeto e também pela sua inestimável assistência e instruções, sem as quais não teria sido possível realizar este projeto e pela leitura e correção do manuscrito.

Mahasin Elnur Abd-Alrahman, chefe do Departamento de Virologia, Instituto de Investigação Veterinária de Soba, Sudão, e ao Dr. Gelagay Ayelet, Instituto Nacional de Veterinária, Etiópia, pela sua assistência e orientação, pelo que gostaria de lhes agradecer sinceramente. Gostaria também de agradecer ao pessoal do Departamento de Virologia, do Instituto de Investigação Veterinária de Soba, pela sua ajuda incessante e amável durante a realização do teste cELISA.

Gostaria de expressar o meu mais sincero apreço e profundo agradecimento ao Serviço Alemão de Intercâmbio Académico (Deutscher Akademischer Austausch Dienst "DAAD") e à União Europeia; ao Grupo de Estados de África, Caraíbas e Pacífico; ao Programa de Cooperação ACP-UE no Ensino Superior (EduLink) pela sua contribuição significativa e pela concessão de bolsas de estudo, sem as quais não teria sido possível realizar este projeto.

Os meus sinceros agradecimentos também ao Dr. Yilkal Asfaw, reitor da Faculdade de Medicina Veterinária da Universidade de Adis Abeba, Etiópia, ao Dr. Maxmillian Baumann, da Freie Universität Berlin, Faculdade de Medicina Veterinária, a todos os representantes e pessoal académico das universidades parceiras, e ao Dr. Kelay Belihu, da Organização das Nações Unidas para a Alimentação e a Agricultura (FAO), Etiópia, pela sua ajuda e instruções muito úteis desde o início

do curso até ao fim. Agradece-se o contributo do falecido Dr. Moses Kyule durante o curso.

Gostaria de agradecer ao Dr. Zerihun Taddesse, do International Livestock Research Institute (ILRI), Etiópia, pela sua importante ajuda durante o workshop de análise estatística.

Estou grato à Unidade de Investigação de Campo, Direção da Saúde Animal e Controlo das Epizootias (DAH e ED), Ministério dos Recursos Animais e das Pescas (MARF), Cartum, Sudão, e ao Instituto de Investigação Veterinária de Soba (SVRI), Cartum, Sudão, pela sua amável ajuda durante a amostragem e as missões de campo. Estou igualmente grato à Unidade de Estatística e Sistema de Informação Geográfica (SIG), Direção de Saúde Animal e Controlo de Doenças Epizoóticas, Ministério dos Recursos Animais e das Pescas, por ter fornecido os mapas cloropletos. Gostaria igualmente de agradecer ao Ministério Federal dos Recursos Animais e das Pescas e aos Ministérios dos Recursos Animais dos Estados do Cordofão do Norte e de Kassala pelo seu apoio, ajuda e facilitação das missões no terreno e da recolha de amostras.

Estou muito grato ao Dr. Mohamed Abd-Alraazig, diretor-geral do MARF, ao Prof. Amel Omer Bakhiet, reitor do CVM, SUST, ao Dr. Wilfried Hartwig, consultor técnico do Projeto de Vigilância Epidemiológica dos Animais (LESP), ao Prof. Abdel Rahim Mohamed El-Hussein, diretor da Animal Resources Research Corporation (ARRC), ao Prof. Khedir Mohamed Al-Faky the head of DAH and ED, Dr. Al-Fatih Ahmed Abd Alrahman, Dr. Nawal Sarsar, Dr. Haitham Fadlallah Al- Tayeb, Dr. Yahia Hassan Ali, Dr. Burhan Nasar Mahjoob, Dr. Idris Ahmed Yagoub, Dr. Ibtihal Hammad, Dr. Ahmed Younis Al-Souffi, Dr.ª Leila Mohamed Ibrahim e Dr.ª Asma Ibnouf Abdalla pela sua amável cooperação e apoio. Estou grato a todos os meus colegas, proprietários e pastores de ovelhas por responderem aos questionários e também a todas as pessoas que me ajudaram, de uma forma ou de outra, a realizar este trabalho.

Muito obrigado aos meus colegas de turma do primeiro Programa de Mestrado conjunto em Gestão Transfronteiriça das Doenças dos Animais (MTADM) pela sua cooperação e encorajamento constantes.

Finalmente, estou grato aos meus pais, às minhas queridas irmãs e irmão e a todos os meus amigos pelo seu apoio eterno.

DEDICAÇÃO

ESTE TRABALHO É DEDICADO À MINHA FAMÍLIA,

ESPECIALMENTE OS MEUS PAIS, QUE

ACREDITAVA NA IMPORTÂNCIA DE

EDUCAÇÃO. TAMBÉM SE DEDICA A

OS MEUS AVÓS E

AVÓS, AOS MEUS AMIGOS

ASSOCIADOS E À ALMA DO

FALECIDO PROFESSORMOHAMED MUSA

MOHAMED-AHMED.

RESUMO

Os resultados do estudo aumentaram os conhecimentos sobre a epidemiologia da PPR em ovinos nos Estados do Cordofão do Norte e de Kassala, no Sudão, utilizando o teste cELISA e um inquérito por questionário. A taxa de sero-prevalência global estimada foi de 70,2% (576/820) (95% CI: 67,1 - 73,3). As taxas de seroprevalência estimadas nos dois estados não eram estatisticamente diferentes, embora houvesse diferenças nas taxas de seroprevalência entre as localidades individuais inquiridas, com as localidades de Jebrat Al-Shiekh e Shiekan a apresentarem taxas de seroprevalência significativamente mais elevadas do que as outras 5 localidades. Relativamente às raças, a Zaghawa apresentava uma taxa de seroprevalência mais elevada do que as outras raças. Não se registaram diferenças estatisticamente significativas nas taxas de seroprevalência entre os diferentes grupos etários. Relativamente aos sexos, as fêmeas apresentavam uma taxa de seroprevalência mais elevada do que os machos. Os factores de risco significativos associados a um estatuto cELISA positivo para o PPRV na análise univariada, utilizando o teste do qui-quadrado, foram o estado, a localidade, a raça, o sexo e o número de machos, com um valor de $p < 0,05$. Idade, tamanho do rebanho, número de fêmeas no rebanho, número de animais jovens no rebanho, compra de animais de fora, medidas tomadas antes de introduzir um novo animal no rebanho, sistema de produção praticado, mistura de rebanhos em pontos comuns e onde os rebanhos são misturados, em contraste, não foram identificados como fatores de risco significativos. Os factores que, na análise multivariada, se revelaram significativamente associados a uma maior probabilidade de serem positivos ao teste cELISA foram as localidades (Jebrat Al-Shiekh, Barra e Al-Girba) e o sexo (fêmeas), o número de machos (<10) e o número de animais jovens (>40) na manada, ao passo que os factores que não se revelaram significativamente associados a uma maior probabilidade de serem positivos ao teste cELISA foram as raças, as idades e o local onde as manadas são misturadas. Os resultados do inquérito por questionário mostraram que os proprietários e pastores de ovinos nos Estados do Cordofão do Norte e de Kassala têm um bom conhecimento sólido da infeção por PPR, dos seus sinais clínicos, do efeito dos movimentos dos animais, da prática de pastoreio e abeberamento comunitários na propagação da doença e do seu impacto nos seus animais. Ao mesmo tempo, um número considerável de pastores tem grandes reservas em relação à vacinação contra a PPR. Os resultados da investigação sugerem que a PPR assumiu um padrão endémico de ocorrência no Sudão, tal como relatado noutros países da África Oriental. Existe, portanto, uma necessidade urgente de iniciar uma rede realista de vigilância, controlo e erradicação desta importante doença no Sudão e na região. Este esquema é sugerido e apoiado a alto nível e deve ser lançado imediatamente, tal como recomendado pela OIE.

Palavras-chave: Sudão, ovinos, PPR, sero-prevalência, factores de risco

CAPÍTULO 1

1. INTRODUÇÃO

Aquando da realização deste estudo, o Sudão tinha um efetivo pecuário estimado em 143 milhões de cabeças, das quais 51,8 milhões de ovinos, 43,2 milhões de caprinos, 41,5 milhões de bovinos e 4,4 milhões de camelos, para além de mais de dois milhões de equídeos. O Sudão Ocidental é o país com maior número de cabeças de gado (40%), seguido do Sudão do Sul (27%) e do Sudão Central (23%). As raças estão bem adaptadas ao ambiente agreste e percorrem frequentemente longas distâncias em busca de alimentos e água. O sector da pecuária no Sudão é um importante contribuinte para a economia nacional, contribuindo com 46% para o Produto Interno Bruto (PIB), 27% para as receitas em divisas estrangeiras (FEE) e empregando 40% da população do país (Karrar *et al.,* 2006; Anonymous, 2008; ILRI, 2009; Fadlalla e Ahmed, 2010). Para além disso, o gado é utilizado para muitos fins diferentes no Sudão. A informação estatística do governo do Sudão mostra que 80% a 90% dos agregados familiares do Sudão possuem gado, com talvez um terço a metade de todos os agregados familiares a dependerem do gado para a sua subsistência (IGAD, 2007). No entanto, os criadores de gado em todos os sistemas de produção enfrentam muitos problemas e os seus animais são afectados por muitos agentes patogénicos mortais, incluindo o vírus *da Peste dos Pequenos Ruminantes* (PPRV). Os principais sistemas de produção animal (SAA) no Sudão incluem: o SAA nómada, o sistema agro-pastoril transumante, o SAA sedentário, o sistema agro-pastoril migratório, o sistema sedentário de culturas-pecuária irrigadas e outros sistemas que incluem a criação de gado, as operações de confinamento e a produção pecuária peri-urbana em quintais (Fadlalla e Ahmed, 2010).

A agricultura é considerada uma das principais fontes de crescimento económico e de subsistência da maioria da população do Sudão (Karrar *et al.,* 2006). Antes da descoberta do petróleo, a exportação de gado e de produtos pecuários era a fonte de divisas mais importante do país e é atualmente a segunda fonte de divisas mais importante. A exportação ocorre durante todo o ano, mas os volumes atingem o pico durante os dois meses anteriores ao festival anual Hajj (ILRI, 2009). As receitas da exportação de gado, carne, couros e peles estão a aumentar todos os anos. No entanto, o padrão de procura no Médio Oriente tem vindo a mudar nos últimos anos. O aumento dos rendimentos e a urbanização, combinados com o crescimento da população imigrante, contribuíram para um rápido aumento da procura de carne. Procura de alimentos

A qualidade e a garantia de segurança também têm vindo a aumentar e os países importadores estão a implementar cada vez mais regulamentos sanitários e fitossanitários (SPS) (ILRI, 2009). De 2005 a 2010, o Sudão exportou 6 984 015 animais vivos (677 680 milhões de dólares), dos quais 6 158 252 eram ovinos (567 922 milhões de dólares), 454 812 eram caprinos (15 942 milhões de dólares), 361 985 eram camelos (90 520 milhões de dólares) e 8 966 eram outros animais (3 306 milhões de dólares). Também foram exportadas 583.451 toneladas métricas (TM) de carne (US$ 53.812 milhões) e couros e peles (US$ 75.031 milhões) no mesmo período. O retorno total do comércio de gado, carne e couros e peles foi de US$ 806.523 milhões (CBS, 2004; 2005; 2006; 2007; 2008; 2009).

A peste dos pequenos ruminantes (PPR) é uma doença viral transfronteiriça aguda, altamente contagiosa, infecciosa e notificável dos pequenos ruminantes domésticos e selvagens (FAO, 1999; Bailey *et al.*, 2005; Radostits *et al.*, 2007; Wang *et al.*, 2009; Balamurugan *et al.*, 2010; Khalafalla *et al.*, 2010; Luka *et al.*, 2011). O vírus da peste dos pequenos ruminantes (PPRV), o agente causador, pertence ao género *Morbillivirus* da família *Paramyxoviridae.* Este género inclui o sarampo, a peste bovina, a esgana canina, a esgana forcina e os morbilivírus encontrados em baleias, botos e golfinhos. Estes vírus tiveram um enorme impacto nos seres humanos e nos animais durante séculos. Os morbilivírus são conhecidos pela sua natureza contagiosa e capacidade de causar algumas das doenças mais devastadoras em todo o mundo (FAO, 1999; Murphy *et al.*, 1999; Bailey *et al.*, 2005; Olivier *et al.*, 2011).

Atualmente, a PPR ocorre na maioria dos países africanos situados numa vasta faixa entre o Sara e o Equador (incluindo o Sudão, a Etiópia, o Quénia e o Uganda), no Médio Oriente e no subcontinente indiano (FAO, 1999; Saliki, 2004; Banyard *et al.*, 2010; Khalafalla *et al.*, 2010; Luka *et al.*, 2011). Também foi registada na parte europeia da Turquia (Ozkul *et al.*, 2002; Banyard *et al.*, 2010). Até à data, não foi comunicada qualquer seroevidência de PPR em África a sul do Equador; no entanto, a circulação descontrolada de animais entre países constitui um perigo potencial para a propagação da doença (Lughano e Dominic, 1996). O vírus foi diagnosticado pela primeira vez na África Ocidental e tem um padrão endémico de ocorrência nessa região e em grande parte do mundo em desenvolvimento (Lughano e Dominic, 1996; Banyard *et al.*, 2010). A infeção com o vírus da PPR no Sudão foi observada pela primeira vez em 1972 em Al-Gedarif por El Hag Ali (1973) e por El Hag Ali e Taylor (1984) (citado por Intisar *et al.*, 2009; Khalafalla *et al.*, 2010). Desde então, têm ocorrido surtos contínuos no país, afectando ovinos e caprinos (Khalafalla *et al.*, 2010). Atualmente, considera-se que a doença é endémica, com uma prevalência que varia entre 58,1% e 93,8% em diferentes estados (Intisar *et al.*, 2009). A PPR pode causar graves perdas económicas devido à sua elevada morbilidade, que varia entre 50% e 90%, e à sua letalidade, que atinge 55% a 85% nos caprinos, 10% nos ovinos e 50% nos camelos (Radostits *et al.*, 2007; Khalafalla *et al.*, 2010; Luka *et al.*, 2011). Dhar *et al.* (2002) referiram que a morbilidade e a mortalidade podem atingir 90% a 100%, respetivamente, e, quando associadas a outras doenças como o capripox, a mortalidade pode ser de 100%. Os antílopes e outras espécies de pequenos ruminantes selvagens, bem como os camelos, podem também ser gravemente afectados pela PPR (Abu Elzein *et al.*, 2004; Bailey *et al.*, 2005; Khalafalla *et al.*, 2010), o que reduz as receitas económicas provenientes da criação de caça e de camelos e do turismo. O Sudão comunicou que a doença em animais selvagens é uma doença clínica que está presente em todo o país (OIE, 2010). Sabe-se que a PPR é um obstáculo ao desenvolvimento dos recursos animais, ao crescimento horizontal e longitudinal dos efectivos e à criação de pequenos ruminantes no Sudão. Mais importante ainda, a PPR está a reduzir a exportação de pequenos ruminantes e dos seus produtos para os mercados internacionais no Norte de África, Médio Oriente, Sudeste Asiático e Europa. A razão é que os pequenos ruminantes albergam e podem transmitir o vírus a novas áreas não afectadas devido à mistura de animais durante as migrações sazonais e as festas religiosas (Radostits *et al.*, 2007). O controlo da PPR depende principalmente da vacinação, do isolamento e da quarentena dos animais infectados, da restrição de movimentos e da desinfeção das áreas infectadas. Durante a primeira metade de 2009, foram notificados 11 surtos no Sudão (OIE, 2010), o que indica que estas abordagens não são bem sucedidas e que a doença continua a propagar-se nas populações de pequenos ruminantes, infectando novas áreas e expandindo a sua prevalência em todo o país.

Os grandes surtos registados na Turquia e na Índia nos últimos anos indicaram um aumento acentuado da incidência global da PPR (Bailey *et al.*, 2005). No Sudão, a incidência também está a aumentar em zonas onde são criados ovinos e caprinos. A seroprevalência global recentemente detectada (62,8%) é mais elevada do que a anteriormente registada de 50% (Intisar *et al.*, 2009). Além disso, em 2004, o vírus surgiu de facto em camelos na região oriental do Sudão, com uma taxa de letalidade que atingiu 50% (516 mortes) (Khalafalla *et al.*, 2010). Este aumento da prevalência e o aparecimento numa nova espécie podem dever-se provavelmente ao facto de o vírus se ter tornado mais virulento e ter sofrido alterações na sua composição genética. Por conseguinte, esta situação torna muito importante investigar os potenciais factores de risco que aumentam a propagação do PPRV, estudar as caraterísticas moleculares dos isolados do Sudão e compará-los com isolados conhecidos internacionalmente.
O estudo visa proporcionar uma melhor compreensão da epidemiologia do vírus da PPR, com os seguintes objectivos a cumprir:

1- Determinar a seroprevalência da PPR em efectivos de ovinos criados nas regiões do Leste e do Cordofão, no Sudão.
2- Investigar os potenciais factores de risco associados à PPR nas regiões do Leste e do Cordofão do Sudão.
3- Estudar os conhecimentos e as percepções dos pastores e proprietários de ovinos e dos veterinários sobre a PPR nas regiões do Leste e do Cordofão, no Sudão.

CAPÍTULO 2

2. REVISÃO DA LITERATURA

2.1. Definição

A peste dos pequenos ruminantes (PPR), também conhecida como peste caprina, é uma doença viral transfronteiriça aguda, altamente contagiosa, infecciosa e notificável dos pequenos ruminantes domésticos e selvagens (Furley *et al.*, 1987; FAO, 1999; Bailey *et al.*, 2005; Radostits *et al.*, 2007; Wang *et al.*, 2009; Balamurugan *et al.*, 2010; Khalafalla *et al.*, 2010). É uma doença economicamente significativa dos pequenos ruminantes, como os ovinos e os caprinos (Dhar *et al.*, 2002; Baron *et al.*, 2011). A PPR é caracterizada por febre, estomatite erosiva, gastroenterite, conjuntivite, pneumonia e morte (Lughano e Dominic, 1996; Radostits *et al.*, 2007; Mulindwa *et al.*, 2011).

2.2. História da PPR

A PPR foi descrita pela primeira vez em 1942 na Costa do Marfim, durante a 2nd Guerra Mundial, por Gargadennec e Lalanne (1942), onde era designada por pseudorinderpest, Kata, síndroma de estomatite-pneumoenterite e complexo de pneumoenterite. Posteriormente, foi reconhecida e confirmada a sua existência na Nigéria, Senegal e Gana e em muitos outros países subsarianos situados entre o Oceano Atlântico e o Mar Vermelho (Braide, 1981; Chauhan *et al.*, 2009; Abubakar *et al.*, 2011; Baron *et al.*, 2011). Durante muitos anos, pensou-se que a PPR se restringia à parte ocidental do continente africano, até que uma doença das cabras no Sudão, que foi originalmente diagnosticada como peste bovina em 1972, foi mais tarde confirmada como sendo PPR (FAO, 1999; Abubakar *et al.*, 2011). A constatação de que muitos dos casos diagnosticados como peste bovina entre os pequenos ruminantes na Índia podem, em vez disso, também ter envolvido o vírus da PPR, juntamente com o surgimento da doença noutras partes da Ásia Ocidental e do Sul da Ásia, significando a sua importância cada vez maior (Shaila *et al.*, 1996; FAO, 1999; Berhe, 2006; Abubakar *et al.*, 2011; Baron *et al.*, 2011). Em primeiro lugar, a doença foi relatada como uma doença altamente fatal semelhante à peste bovina, mas que afecta apenas os pequenos ruminantes. O gado em contacto com animais com esta doença não era afetado. Mais tarde, em 1956, Mornet *et al.* (1956) demonstraram em animais experimentais

que os agentes causadores da peste bovina e da PPR estavam estreitamente relacionados. Com base na experiência, sugeriu-se que o segundo vírus era uma variante do primeiro, mais bem adaptada aos pequenos ruminantes. Hamdy *et al.* (1976), Gibbs *et al.* (1979), Taylor (1984), Diallo *et al.* (1987) e Diallo *et al.* (1994)

estudaram os dois vírus através de experiências e confirmaram que existiam, de facto, dois vírus diferentes, estreitamente relacionados mas que evoluíam independentemente na natureza (citado por Berhe, 2006).

2.3. Epidemiologia

2.3.1. Agente causador

Durante muito tempo, assumiu-se que o vírus que causa a PPR, o *vírus da peste dos pequenos ruminantes* (PPRV), era uma variante do vírus da peste bovina (RPV) que se tinha adaptado aos pequenos ruminantes. Os cursos clássicos das doenças causadas pelo VPR e pelo VPRP nos respectivos hospedeiros são muito semelhantes, com sinais clínicos e mortalidade semelhantes (Baron *et al.*, 2011). Em contraste com a peste bovina, a PPR só foi reconhecida como uma doença completamente distinta nos últimos 30 anos, com base na neutralização cruzada do vírus e na microscopia eletrónica, que mostrou que se tratava de um morbilivírus que tinha as caraterísticas físico-químicas de um vírus distinto, biológica e antigenicamente relacionado com o VPR (Baron *et al.*, 2011).

O PPRV pertence ao género *Morbillivirus* da família *Paramyxoviridae*, que se situa na ordem *Mononegavirales*, juntamente com as famílias *Rabdoviridae*, *Filoviridae* e *Bornaviridae* (Murphy *et al.*, 1999). O PPRV está estreitamente relacionado com o RPV dos bovinos e búfalos, o vírus do sarampo (MV) dos seres humanos e o vírus da esgana (DV) dos cães e de alguns carnívoros selvagens, bem como com os morbilivírus dos mamíferos aquáticos, como as baleias, as toninhas e os golfinhos. Até à data, existe apenas um serótipo de PPRV e os métodos de caraterização genética disponíveis permitiram organizar os seus isolados em quatro grupos ou linhagens (linhagem 1 - 4), três de África e um da Ásia. Um dos grupos africanos de PPRV também se encontra na Ásia e o grupo asiático também foi detectado, isolado e caracterizado em África (FAO, 1999; Barrett *et al.*, 1993a; Diallo *et al.*, 2007; Kerur *et al.*, 2008; Pawar *et al.*, 2008; Chauhan *et al.*, 2009; Balamurugan *et al.*, 2010; Olivier *et al.*, 2011). A classificação do PPRV como membro do género *morbilivírus* baseou-se na morfologia, no crescimento em cultura de tecidos, na composição do ácido nucleico e nas propriedades antigénicas e físico-químicas (Barrett *et al.*, 1993a; Baron *et al.*, 2011).

Os membros do género *Morbillivirus* têm tido um enorme impacto tanto nos seres humanos como nos animais durante séculos. Os morbilivírus são conhecidos pela sua natureza contagiosa e capacidade de causar algumas das doenças mais devastadoras em todo o mundo (FAO, 1999; Murphy *et al.*, 1999; Bailey *et al.*, 2005; Baron *et al.*, 2011). Os viriões da PPR, quando observados ao microscópio eletrónico, apresentam uma estrutura típica dos *paramixovirídeos*, tal como outros morbilivírus, conforme apresentado na Figura 1. Os morbilivírus são partículas pleomórficas, envoltas em lípidos, que contêm RNA de cadeia simples como genoma. Este é composto por 15 948 nucleótidos, o mais longo de todos os genomas de mobillivírus sequenciados até à data. A sequência completa do genoma do PPRV foi considerada consistente com o papel de seis quadros de leitura abertos (ORF) que codificam as oito proteínas caraterísticas dos morbilivírus (Baily *et al,* 2005). O genoma está dividido em seis unidades transcricionais que codificam duas proteínas não estruturais (proteínas V e C) e seis proteínas estruturais (Diallo, 1990; Barrett, 1999; Baron e Barrett, 1995; Baily *et al.*, 2005). A proteína do nucleocápside (N) é a proteína viral mais abundante, tanto no virão como nas células infectadas, e está diretamente associada ao genoma de ARN para formar a estrutura típica de osso de arenque do nucleocápside do morbilivírus. A segunda unidade de transcrição codifica as proteínas fosfoproteína (P), C e V. A proteína P dos morbilivírus interage com as proteínas N e a grande polimerase (L) para formar a polimerase viral. A proteína da matriz (M) é a molécula básica associada aos membros que interage com as glicoproteínas de superfície no invólucro lipídico, bem como com o ARN do vírus. A proteína de fusão (F) é também altamente conservada e está contida numa das duas proteínas glicosiladas do envelope que constituem as projecções de superfície dos peplómeros. A proteína hemaglutinina (H) é responsável pela fixação da célula hospedeira e é altamente variável. A proteína L é o componente enzimático da transcriptase e da replicase virais (Diallo, 1990; FAO, 1999; Singh *et al.*, 2004a; Baily *et al.*, 2005; Balamurugan *et al.*, 2010; Banyard *et al.*, 2010).

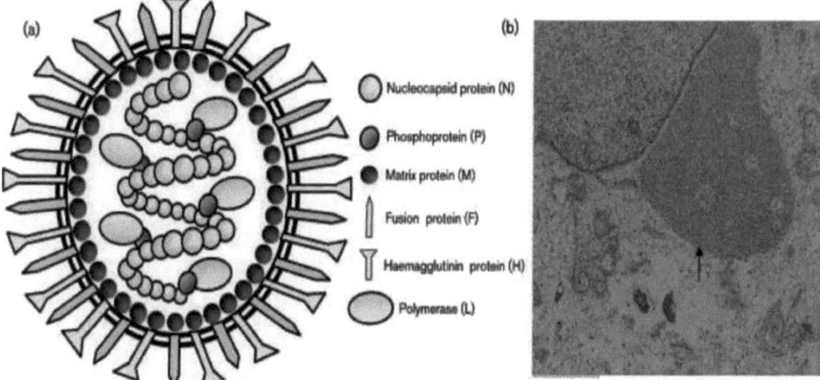

Figura 1: Estrutura do *Morbillivirus*. (a) Um diagrama esquemático da estrutura do virião do morbilivírus. (b) Micrografia eletrónica da ribonucleoproteína viral (RNP) presente numa célula infetada com RPV. A RNP é claramente visível como uma estrutura típica de "espinha de arenque" (seta) e é conhecida por conter ARN e proteínas virais no citoplasma. Barra, 2000 nm, (Banyard *et al.*, 2010)

A replicação viral em cultura de células é geralmente lítica, mas as culturas portadoras surgem rapidamente em muitos sistemas de células hospedeiras de vírus. A formação de cílios em cultura celular e *in vivo* é uma caraterística da infeção, tal como a formação de inclusões acidófilas no citoplasma e intracelulares no morbilivírus. Os viriões ligam-se através da proteína heamaglutinina-neuraminidase às sialoglicoproteínas celulares ou aos receptores de glicolípidos. As proteínas de fusão medeiam então a fusão do envelope viral com a membrana plasmática a um pH fisiológico. Os nucleocapsídeos libertados permanecem intactos, sendo as três proteínas associadas (N, P e L) necessárias para a transcrição pela ARN polimerase dependente de ARN associada ao virião. O genoma é transcrito progressivamente em cerca de 6 ou 10 mRNA discretos e não processados por síntese sequencial interrompida a partir de um único promotor. O ARN de sentido positivo de comprimento total do genoma também é sintetizado e serve de modelo para a replicação do ARN de sentido negativo (Murphy *et al.*, 1999).

O PPRV pode sobreviver a 60°C durante 60 segundos e é estável entre pH 4,0 e pH 10,0. O vírus é morto pelo álcool, éter e detergente, bem como pela maioria dos desinfectantes, fenol, hidróxido de sódio e tem um longo tempo de sobrevivência em tecidos refrigerados e congelados (OIE, 2008).

2.3.2. Distribuição geográfica global

a. Distribuição histórica

Nas últimas três décadas, o PPRV foi identificado como a causa de vários surtos graves em populações de pequenos ruminantes. Desde o início dos anos 90, a Península Arábica, o Médio Oriente e algumas partes do subcontinente indiano registaram grandes epidemias. O vírus é agora considerado endémico nestas regiões (FAO, 1999; Dhar *et al., 2002;* Saliki, 2004; Banyard *et al.*, 2010).

Historicamente, os isolados africanos de PPRV pertenciam às linhagens I - III, de acordo com a proposta de propagação do vírus da África Ocidental para a África Oriental. A diferenciação das linhagens é determinada pela comparação das sequências de uma pequena região do gene F ou do gene N (Forsyth e Barrett, 1995; Couacy-Hymann *et al.*, 2002; Banyard *et al.*, 2010). Seguindo esta nomenclatura, os conjuntos de primers do gene N tipificaram os vírus da África Ocidental do Senegal, Guiné, Guiné-Bissau, Costa do Marfim e Burkina Faso como pertencentes à linhagem I, os isolados derivados do Gana, Mali e Nigéria formaram então a linhagem II e os detectados na Etiópia e no Sudão eram da linhagem III. Os dados derivados do material do gene F inverteram a classificação dos isolados das linhagens I e II (Shaila *et al.*, 1996; FAO, 1999; Couacy-Hymann *et al., 2002;* Saliki, 2004; Banyard *et al.*, 2010).

b. Distribuição atual da PPRV

A atual caraterização molecular dos isolados de PPRV divide-os em quatro linhagens geneticamente distintas: linhagem I representada principalmente por isolados da África Ocidental da década de 1970 e isolados recentes da África Central; linhagem II por isolados da África Ocidental da Costa do Marfim, Guiné e Burkina Faso; linhagem III por isolados da África Oriental, Sudão, Iémen e Omã; linhagem IV inclui todos os vírus isolados de surtos recentes na Península Arábica, Médio Oriente, sul da Ásia e recentemente em vários territórios africanos (FAO, 1999; Saliki, 2004; Banyard *et al.*, 2010; Olivier *et al.*, 2011). Os dados gerados por PCR e sequenciação são habitualmente utilizados para construir árvores filogenéticas para o PPRV e atribuir diferentes isolados a diferentes linhagens (Shaila *et al., 1996;* FAO, 1999; Dhar *et al.*, 2002; Ozkul *et al.*, 2002; Saliki, 2004; Olivier *et al.*, 2011). Não é claro se este sortido de linhagens tem alguma relação com a patogenicidade ou se é apenas um resultado especiação geográfica. A classificação atual dos isolados de PPRV caracterizados a partir de dados gerados do gene do nucleocapsídeo (N) é pormenorizado na figura 2. Estudos recentes com isolados da linhagem IV estreitamente relacionados sugeriram que o gene N é mais divergente e, por conseguinte, mais adequado para a distinção filogenética entre vírus em circulação estreitamente relacionados (Olivier *et al.*, 2007; Banyard *et al.*, 2010; Olivier *et al.*, 2011).

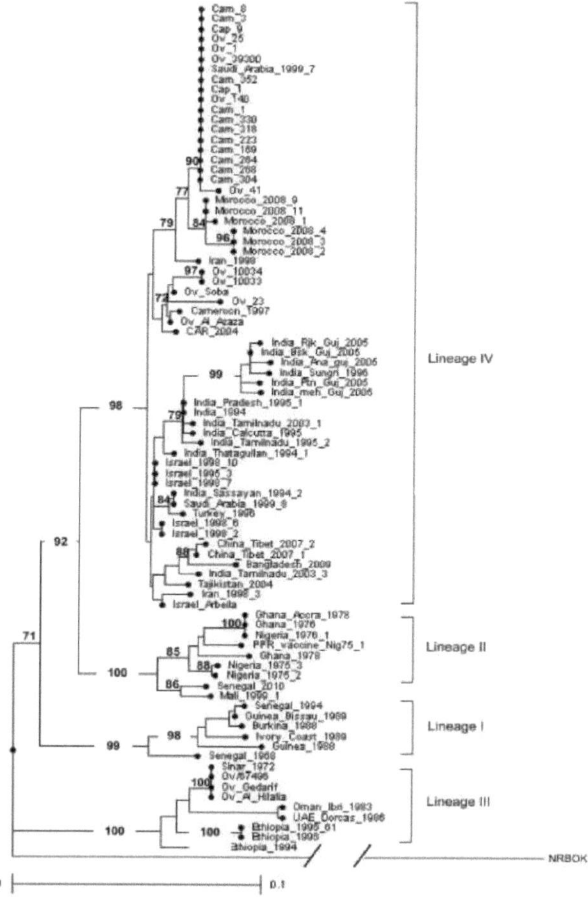

Figura 2: Análise filogenética da sequência de 1232-1560 nt do gene da proteína N das estirpes de PPRV sequenciadas. O filograma foi gerado através da análise de 1.000 réplicas bootstrap; os agrupamentos foram suportados por valores bootstrap >70%. As estirpes do Sudão são representadas por prefixos: cam, camelo; cap, caprino; ov, ovino. A estirpe vacinal Kabete 0 do vírus da peste bovina (RBOK), recuperada no GenBank (n.º de acesso Z30697), foi utilizada como grupo externo. A barra de escala indica as substituições de nucleótidos por sítio (Olivier *et al.*, 2011)

Pensa-se atualmente que o PPRV é endémico em grande parte dos países da África Ocidental, conforme apresentado na Figura 3. No entanto, os seus surtos são frequentemente mal caracterizados devido à falta de sistemas de notificação eficientes e de boas instalações onde possam ser efectuados testes moleculares (Banyard *et al.,* 2010). Alguns países da África Ocidental, como a Nigéria em 2007, o Burkina Faso em 2008, o Gana e o Senegal em 2010, registaram surtos significativos. Além disso, acredita-se que as estirpes de PPRV das linhagens I e II estejam a circular em toda a África Ocidental (Obidike *et al.,* 2006; Banyard *et al.,* 2010; El-Yuguda *et al.,* 2010).

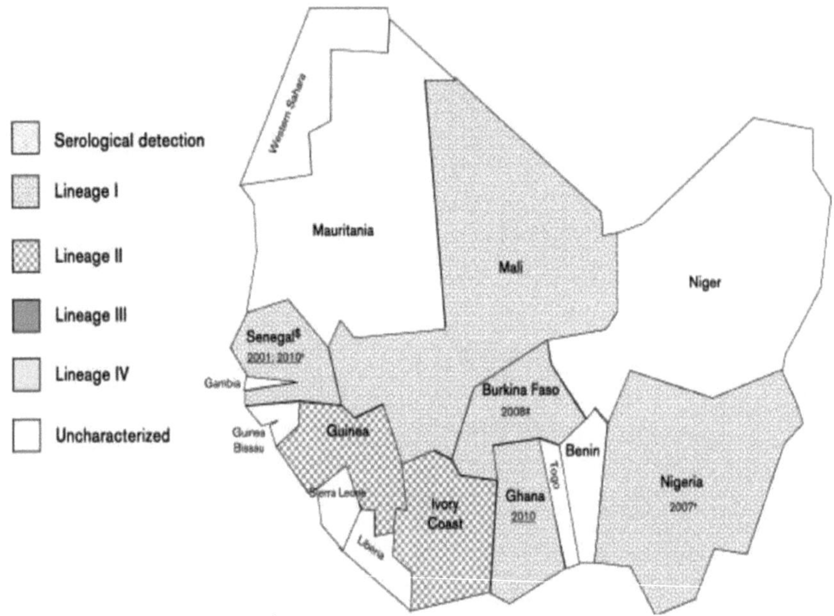

Figura 3: Distribuição da PPRV na África Ocidental de 2000 a 2010 (Banyard *et al.,* 2010)

Banyard *et al.* (2010) indicaram que o PPRV é endémico na maioria dos países da África Oriental, conforme apresentado na Figura 4. O primeiro surto de PPRV em ovinos e caprinos no Sudão ocorreu em três áreas: no estado de Al-Gadarif, Sudão oriental, em 1971, depois foi detectado no estado de Sinnar em cabras em 1971-1972, e em Mieliq em 1972, o vírus também foi detectado e isolado por El Hag Ali e Taylor (1984) (citado por Intisar *et al.,* 2009; Khalafalla *et al.,* 2010; Osama, 2010). Desde então, têm ocorrido surtos contínuos no país, afectando ovinos e caprinos (Khalafalla *et al.,* 2010; Banyard *et al.,* 2010). No período de 2000 a 2007, a doença

A situação no Sudão parece ser alarmante, abrangendo quase todos os Estados, na sequência da deteção de muitos surtos em muitas partes do país, conforme apresentado no Quadro 1 (MARF, 2010).

Atualmente, a doença tem um padrão endémico de ocorrência no Sudão, tal como noutros países da África

Oriental, com uma taxa de seroprevalência que varia entre 58,1% e 93,8% em diferentes estados do país (Intisar *et al.*, 2009; Banyard *et al.*, 2010). No entanto, o PPRV foi isolado no Sudão ocidental, no estado de Darfur, por El-Rasih (1992) e foram estimadas taxas de seroprevalência de 12,50% utilizando AGID e de 20,0% utilizando VNT. Outro estudo efectuado no Darfur por Haroun *et al.* (2002) revelou uma seroprevalência estimada de 50,0% por cELISA. O PPRV foi igualmente detectado e isolado a partir de amostras de descargas oculares e nasais de ovinos e caprinos no Sudão central, no estado de Al-Gazeera, em El-Hilalia, em 1989-1990, por Hassan *et al.* (1994), no estado de Cartum, por Zeidan (1994) e por El-Amin e Hassan (1998), utilizando um ensaio de imunoabsorção enzimática por captura (IcELISA). Além disso, o vírus foi detectado e isolado no estado de Al-Gazeera, no estado do Nilo Branco, no estado de Cartum, no estado do Cordofão do Norte e no estado do Rio Nilo entre 2000 e 2002 por Intisar (2002), Wifag (2009) e Osama (2010), utilizando o teste de precipitação em gel de ágar (AGPT), cultura de células e cELISA. Nussieba (2005), Nussieba *et al.* (2008), Nussieba *et al.*, (2009a) e Nussieba *et al.*, (2009b) detectaram anticorpos contra o PPRV e isolaram o antigénio do PPRV de ovinos e caprinos de diferentes áreas do Sudão, utilizando cELISA, AGPT e o teste de hemaglutinação (HA). Khalafalla *et al.* (2005; 2010) relataram uma nova doença respiratória emergente em camelos no leste do Sudão. O AGID, o isolamento do vírus em cultura de células, o IcELISA e a PCR deram resultados positivos para o PPRV. Thoyba (2009) estudou o crescimento do PPRV em ovos embrionados de galinha e em cultura de células.

Quadro 1: Número de surtos de PPRV detectados em diferentes partes do Sudão e número de efectivos em risco de 2000 a 2007 (MARF, 2010)

Localização	**Número de Surtos (%)**	**Número de Animais infectados (%)**	**Número de Animais mortos (%)**	**Número de Efectivos em risco (%)**
Kassala e Al-Gadarif afirma	65 (43.6)	20386 (48.3)	11865 (45.1)	78599 (40.4)
Estado de Cartum	29 (19.5)	10871 (25.7)	7604 (28.9)	40191 (20.6)
Rio Nilo	26 (17.4)	6054 (14.8)	4847 (18.4)	60500 (31.1)
Outros Estados	29 (19.5)	4904 (11.6)	1964 (7.5)	15410 (7.9)
Total	149 (100)	24834 (22.0)	27258 (14.0)	194700

Num estudo efectuado pelo ILRI (2009), os veterinários classificaram a PPR como uma das doenças animais mais importantes prevalecentes em três regiões do Sudão, conforme apresentado no Quadro 2. Além disso,

Faiza (2001) referiu que as taxas de seroprevalência de anticorpos contra o PPRV nos soros de ovinos eram de 74,0% no Estado do Mar Vermelho, 62,0% no Estado do Rio Nilo, 65,0% no Estado de Kassala, 62,0% no Estado de Cartum, 59,0% no Estado de Sinnar, 50,0% no Estado do Nilo Branco, 59,0% no Estado do Cordofão, 62,0% no Estado do Darfur do Sul e 52,0% no Estado de Bahar Al-Gazzal Ocidental.

Quadro 2: Classificação das doenças mais comuns e importantes pelas quais os animais foram impedidos pelos inspectores veterinários de vender nos mercados primário e secundário nos três estados do Sudão (ILRI, 2009)

Doenças	**Classificação por Estado**		
	Al-Gadarif	**Nilo Azul**	**Cordofão Ocidental**
Água do coração	1	1	3
PPR	1	2	-
Icterícia	2	2	-
Varíola ovina	-	-	1
Emaciação	-	4	1
Pneumonia	3	3	2
Corpo estranho	-	-	3
Tripanossomíase	-	-	-
Mange	-	4	3

Além disso, as taxas de sero-prevalência estimadas para os anticorpos contra o PPRV em soros de ovinos recolhidos entre 2002 e 2005 foram de 75,7% no Estado do Cordofão, 60,4% no Estado de Cartum, 58,8% no Estado do Nilo Branco, 52,5% no Estado do Darfur, 66,7% no Estado de Sinnar, 56,9% no Estado do Nilo Azul, 27,5% no Estado do Mar Vermelho e 32,4% no Estado do Norte de Kassala.7% no estado de Sinnar, 56,9% no estado do Nilo Azul, 27,5% no estado do Mar Vermelho, 40,4% no estado de Kassala, 52,4% no estado de Al-Gadarif e 32,4% no estado do Norte, resultando numa taxa de seroprevalência global de 59,7% (Intisar *et al,* 2007; Intisar *et al.,* 2011).

Noutro estudo efectuado por Intisar *et al.* (2009), as taxas de seroprevalência foram de 93,8% no estado de Cartum, 53,3% no norte do Sudão, 90,9% no leste do Sudão, 72,9% no centro do Sudão, 60,9% no oeste do Sudão e 62,8% no total.

Além disso, a importância da infeção por PPRV para os proprietários e pastores de pequenos ruminantes reflecte-se nas suas taxas de morbilidade e de letalidade. As taxas brutas de letalidade da PPR e de outras doenças consideradas importantes pelos agregados familiares inquiridos no Sudão entre 2003 e 2005 são apresentadas no quadro 3.

Quadro 3: Taxas brutas de mortalidade de casos (CCFR) para doenças relatadas pelos inquiridos dos agregados familiares no Sudão como importantes durante 2003-2005, (ILRI, 2009).

Doenças	2003		2004		2005	
	N.º de animais afectados	CCFR %	N.º de animais afectados	CCFR %	N.º de animais afectados	CCFR %
PPR	635	35	3160	48	4400	34
Varíola ovina	2845	24	2694	26	2969	40
Água do coração	167	42	522	34	1886	40
Corpo estranho	31	52	0	Na	22	82
HS	15	100	175	44	177	64
Botulismo	40	70	75	65	20	65
Artrite	0	Na	35	63	2	0
Diarreia	94	96	94	96	108	57
Envenenamento	301	60	692	83	289	84
Mastite	20	0	107	61	0	Na
Avitaminose	0	Na	5	0	100	60
Pneumonia	63	24	59	12	222	41
Não específico	248	17	70	67	38	92
Total	**4459**	**30**	**7688**	**43**	**10233**	**39**

A tipagem genética do PPRV em 1996 classificou o vírus que circula na Etiópia como pertencente à linhagem III. Os isolamentos anteriores de vírus desta linhagem incluem dois isolados de animais selvagens em Omã, em 1983, e nos Emirados Árabes Unidos, em 1986. O isolado sudanês de 1972 e um isolado inesperado de ovinos no sul da Índia em 1992 pertencem também a esta linhagem. Mais recentemente, a confirmação da endemicidade do PPRV na África Oriental foi demonstrada através da deteção de anticorpos contra o PPRV no Quénia, em 1999 e 2009, e no Uganda, em 2005 e 2007. As ferramentas moleculares caracterizaram, quando estavam disponíveis amostras adequadas, alguns destes vírus como pertencentes à linhagem III, tendo sido caracterizados isolados no Sudão em 2000, no Uganda em 2007 e, mais recentemente, na Tanzânia em 2008 e 2010. Os vírus da linhagem IV também foram isolados do Sudão em 2000, 2004, 2008 e 2009 (Waret-Szkuta *et al.*, 2008; Senyael *et al.*, 2009; Khalafalla *et al.*, 2010; Banyard *et al.*, 2010; Sande *et al.*, 2011; Mulindwa *et al.*, 2011; Luka *et al.*, 2011). Claramente, ambas as linhagens, III e IV, estão a circular no Sudão e outros relatórios serológicos recentes do país confirmaram os respectivos surtos de PPR no Sudão (Nussieba *et al.*, 2009a; Intisar *et al.*, 2009; USAID, 2010; Banyard *et al.*, 2010; Olivier *et al.*, 2011). Swai *et al.* (2009) confirmaram recentemente a transmissão natural e a circulação do PPRV em efectivos de pequenos ruminantes na Tanzânia. Foram utilizados métodos serológicos para avaliar a seroconversão entre efectivos de ovinos e caprinos de sete regiões geográficas diferentes da Tanzânia. Verificou-se uma taxa de seroprevalência global elevada de 45,8% em ovinos e caprinos, sendo a seropositividade de 49,5% nos caprinos significativamente mais elevada do que nos ovinos (39,8%). No Quénia, suspeitou-se pela primeira vez do PPRV em 1992 e este foi confirmado no distrito de Turkana em 2006 (Wamwayi *et al.*, 1995; FAO, 2008; USAID, 2010; Banyard *et al.*, 2010). Além disso, a Somália também foi afetada pela PPR em 2006, sendo as regiões centrais as mais gravemente afectadas (Gopilo, 2005; Banyard *et al.*, 2010; USAID, 2010). Apesar da ausência de tipagem molecular para os recentes surtos no Quénia e na Somália, é provável que o vírus que circula nestas zonas seja da linhagem III (Banyard *et al.*, 2010).

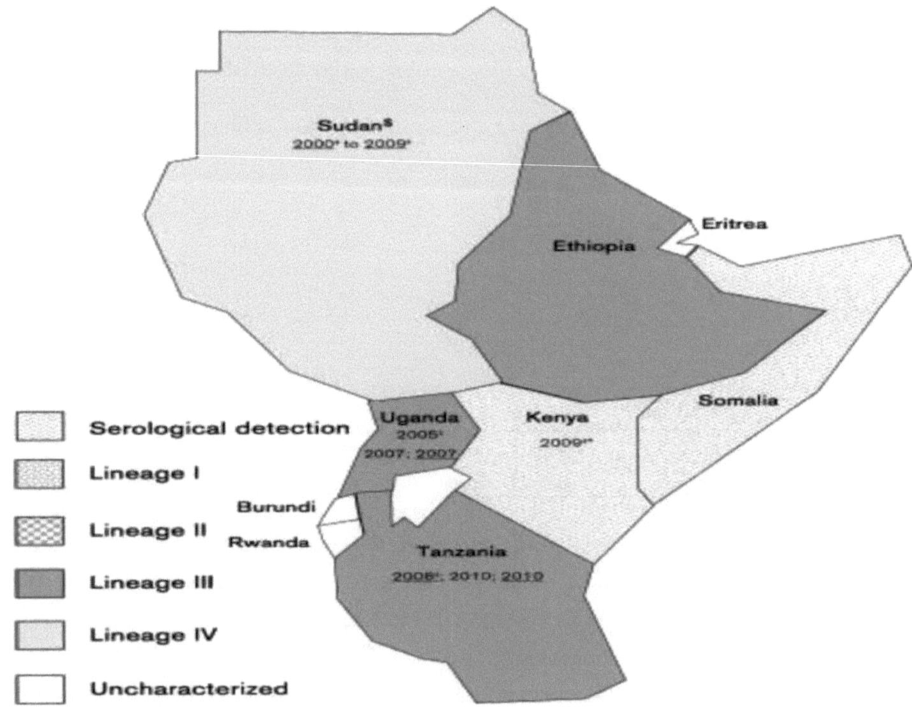

Figura 4: Distribuição do PPRV na África Oriental de 2000 a 2010. Atualmente, circulam no Sudão as linhagens III e IV, embora entre 2000 e 2009 a linhagem IV tenha sido predominantemente detectada (Banyard *et al.*, 2010)

Tal como na África Ocidental e Oriental, as técnicas serológicas identificaram o PPRV em vários países da África Central, conforme apresentado na Figura 5. Estes países incluem a África Central

A análise filogenética mostrou que os vírus da linhagem IV estão a circular em toda a África Central (Awa et al., 2000; Mehmood et al., 2009; USAID, 2010; Banyard et al., 2010). A análise filogenética mostrou que os vírus da linhagem IV estão a circular em toda a África Central (Awa *et al.*, 2000; Mehmood *et al.*, 2009; USAID, 2010; Banyard *et al.*, 2010).

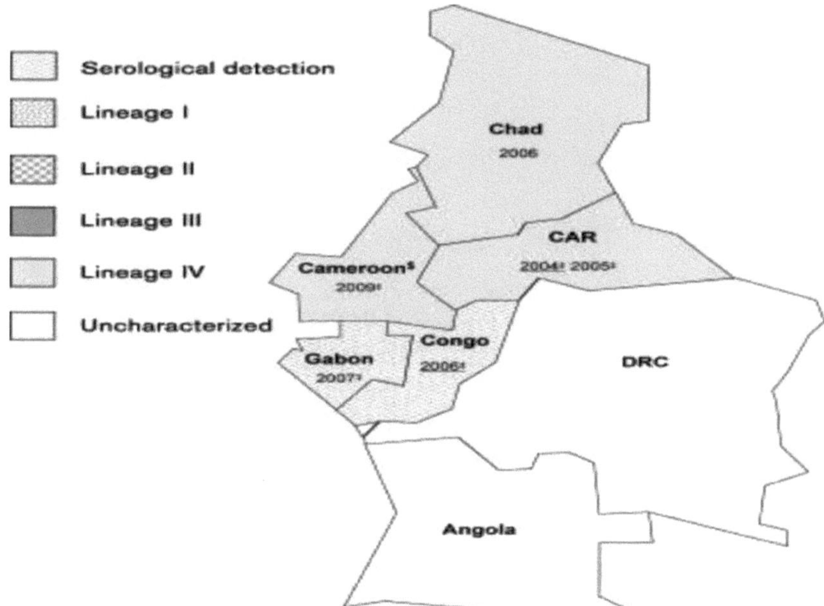

Figura 5: Distribuição da PPRV na África Central de 2000 a 2010 (Banyard *et al.*, 2010)

A distribuição atual da PPRV no Norte de África é apresentada na Figura 6. Teoriza-se que o PPRV se propagou para o Norte e Leste de África e para o Médio Oriente a partir da África Ocidental através de rotas comerciais que atravessam o Sudão e o Egito. O PPRV foi detectado pela primeira vez no Egito em 1987 e 1990, enquanto que, mais recentemente, ocorreram surtos em 2006 e 2009. O último isolamento de PPRV realçou a capacidade de as cabras infectadas serem ocasionalmente assintomáticas. A tipagem molecular caracterizou estes isolados do Egito como sendo da linhagem IV (Gopilo, 2005; USAID, 2010; Chauhan *et al.*, 2009; Banyard *et al.*, 2010; Sharawi e Abd-El-Rahim, 2011). Pensa-se que as restantes áreas do Norte de África, exceto o Egito, estavam totalmente livres do PPRV até à ocorrência de surtos extensos em Marrocos em 2008 e na Argélia em 2010 (FAO, 2009; Olivier *et al.*, 2011; Nardi *et al.*, 2011). Em 2008, as autoridades veterinárias locais de Marrocos comunicaram 257 surtos em muitas zonas. Na primeira metade de 2010, a Argélia registou um aumento da mortalidade na sua população de pequenos ruminantes. As autoridades veterinárias locais suspeitaram que a causa fosse o PPRV. Foi efectuada uma investigação em amostras de diferentes partes do país. Os resultados laboratoriais confirmaram a presença de PPRV em 33,3% das amostras. A caraterização genética dos vírus PPR marroquino e argelino classificou-os como uma linhagem IV e a análise filogenética indicou uma relação próxima de 99,3% (FAO, 2009; Khalafalla *et al.*, 2010; Olivier *et al.*, 2011; Nardi *et al.*, 2011). A origem do surto marroquino permanece desconhecida, embora estudos tenham recentemente apresentado provas serológicas de infeção por PPRV na Tunísia, com uma taxa de prevalência global de 7,45% (Ayari-Fakhfakh *et al.*, 2010; Olivier *et al.*, 2011; Nardi *et al.*, 2011). O PPRV pode muito bem estar presente noutras regiões do Norte de África, ainda desconhecidas (Banyard *et al.*, 2010).

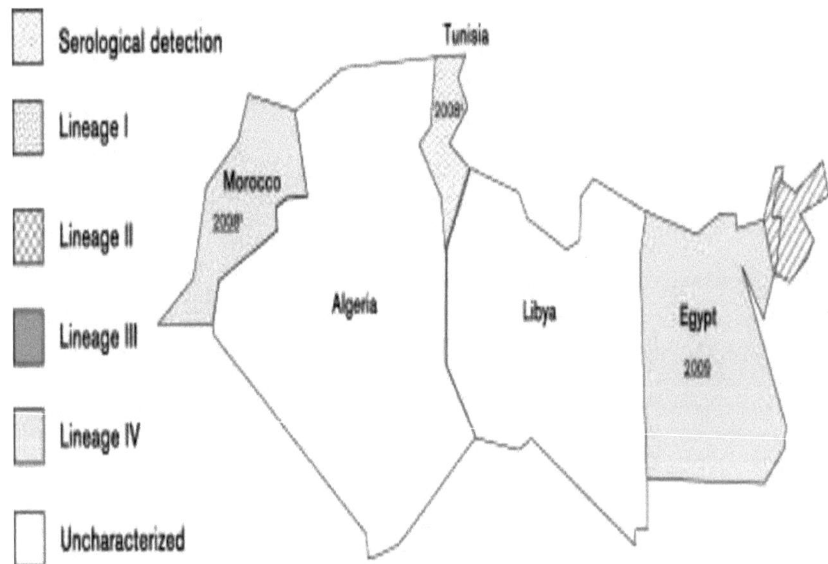

Figura 6: Distribuição da PPRV no Norte de África de 2000 a 2010 (Banyard *et al.*, 2010)

A distribuição atual do PPRV na Ásia é apresentada na figura 7. Com exceção do primeiro isolamento bem sucedido de PPRV na Arábia Saudita (Abu Elzein *et al.*, 1990), a situação da PPR no Reino permaneceu algo obscura e pensava-se que o vírus não circulava no país (Al-Naeem *et al.*, 2000; Al-Afaleq *et al.*, 2004);

Chauhan *et al.*, 2009; Sharawi *et al.*, 2010; Olivier *et al.*, 2011). No entanto, em 2002, foi registado um surto com uma taxa de mortalidade de 100% em ovinos e caprinos. Desde então, os surtos têm sido notificados regularmente (Housawi *et al.*, 2004; Abu-Elzein *et al.*, 2004; Al- Dubaib, 2008; Sharawi *et al.*, 2010). Foi sugerido um possível papel dos camelos na disseminação do PPRV para os caprinos, como aconteceu na Etiópia em 1995, embora inquéritos mais recentes no Sudão tenham sugerido que esta via de disseminação é improvável (Roger *et al.*, 2001; Khalafalla *et al.*, 2010). O PPRV em ovinos e caprinos também foi registado na Síria, Jordânia, Líbano e Israel (Chauhan *et al.*, 2009; Banyard *et al.*, 2010; USAID, 2010). Noutras partes da Península Arábica, o vírus da linhagem IV foi detectado numa reserva de caça nos Emirados Árabes Unidos (Kinne *et al.*, 2010). Além disso, no Qatar, as linhagens III e IV foram registadas em cabras e animais de caça em 2010 (Banyard *et al.*, 2010). No Iémen, a linhagem III continua a circular sem a introdução da linhagem IV (USAID, 2010; Banyard *et al.*, 2010; Sharawi *et al.*, 2010).

O PPRV é endémico em grande parte da Índia; o vírus foi notificado pela primeira vez em 1987, a partir de onde se espalhou por todo o país e regiões circundantes. A caraterização molecular dos isolados de vírus da Índia mostrou que todos os isolados detectados pertencem à linhagem IV. Um isolado foi caracterizado como pertencente à linhagem III (Shaila *et al.*, 1989; Shaila *et al.*, 1996; Dhar *et al.*, 2002; Kumar *et al.*, 2002; Chauhan *et al.*, 2009). O PPRV também foi registado pela primeira vez no Paquistão em 1991 (Amjad *et al.*, 1996; Chauhan *et al.*, 2009). Desde então, o vírus tem-se propagado no país. Apenas a linhagem IV foi identificada (Ahmad *et al.*, 2005; Rashid *et al.*, 2008a; Rashid *et al.*, 2008b; Abubakar *et al.*, 2008; Mehmood *et al.*, 2009; Zahur *et al.*, 2009; Durrani *et al.*, 2010; Abubakar *et al.*, 2011).

A deteção do PPRV no Iraque remonta a 2000, quando foi caracterizado um vírus que causava elevada morbilidade e baixas taxas de mortalidade (Barhoom *et al.*, 2000; USIAD, 2010). No entanto, estudos retrospectivos mostraram que o vírus estava a circular desde 1994 (Banyard *et al.*, 2010). O Irão também tem o PPRV em circulação há muitos anos, com a deteção inicial a remontar a 1995 (Bazarghani *et al.*, 2006; Esmaelizad *et al.*, 2011). O PPRV do Irão foi caracterizado como pertencente à linhagem IV (Abdollahpour *et al.*, 2006; Esmaelizad *et al.*, 2011).

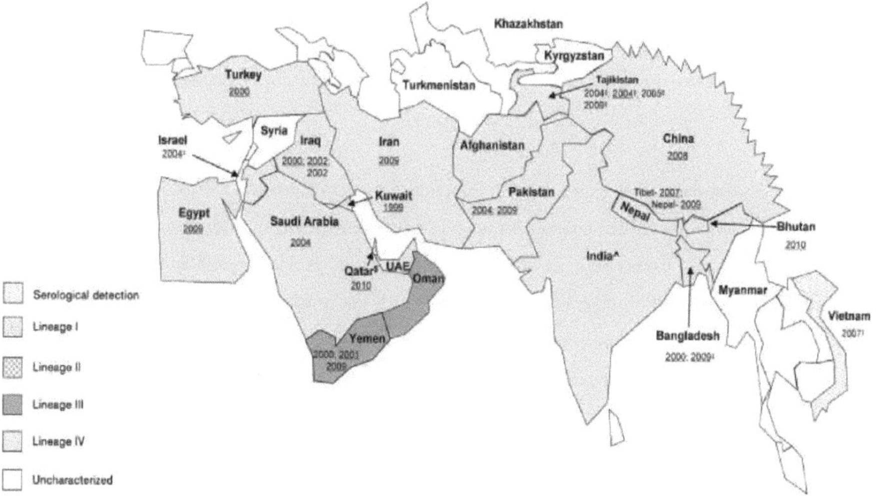

Figura 7: Distribuição da PPRV na Ásia de 2000 a 2010 (Banyard *et al.*, 2010).

O PPRV também foi registado na parte europeia da Turquia e na China (Ozkul *et al.*, 2002; DEFRA, 2008; Wang *et al.*, 2009; Chauhan *et al.*, 2009; DEFRA, 2009; Banyard *et al.*, 2010).

2.3.3. Transmissão da PPRV

O PPRV é transmitido por contacto direto com secreções e excreções de animais infectados. É altamente contagiosa e todas as descargas podem transportar o vírus. Encontram-se quantidades substanciais de vírus nas descargas óculo-nasais, orais e nas fezes no final da evolução da doença em cabras e ovelhas infectadas (Chauhan *et al.*, 2009; Abu bakar *et al.*, 2011). Destas secreções e excreções são libertadas para o ar finas gotículas infecciosas, particularmente quando os animais afectados tossem ou espirram; os animais em contacto próximo inalam as gotículas e são susceptíveis de serem infectados (Bundza *et al.*, 1988). Uma vez que o vírus está envelopado, é extremamente sensível à inativação por factores ambientais como o calor, a luz solar e os produtos químicos. Por este motivo, é necessário um contacto estreito com animais infectados para que a transmissão seja bem sucedida (Braide, 1981; Gopilo, 2005; Abu bakar *et al.*, 2011).

Os animais migratórios infectados pelo PPRV podem transmitir o vírus a populações de ovinos e caprinos susceptíveis enquanto se deslocam de um local para outro. A deslocação dos animais desempenha, portanto, um papel importante na transmissão e manutenção do PPRV na natureza. Além disso, a disponibilidade limitada de forragens conduz frequentemente a deficiências nutricionais, o que aumenta a suscetibilidade à infeção. Consequentemente, um grande número de animais é infetado durante os períodos de escassez de alimentos e estes animais ajudam a manter a circulação do vírus ao longo do ano através da transmissão frequente de animal para animal (Abu bakar *et al.*, 2011). O comércio de pequenos ruminantes, em mercados onde animais de diferentes origens entram em contacto direto uns com os outros, proporciona maiores oportunidades de transmissão do PPRV, tal como a agregação de animais em unidades de engorda intensiva (Radostits *et al.*, 2007).

Embora o contacto próximo seja a forma mais importante de transmissão da doença, suspeita-se que os materiais infecciosos possam também contaminar a água, os comedouros e as camas, transformando-os em fontes adicionais de infeção. Estes riscos específicos são, no entanto, provavelmente de curta duração, uma vez que não se espera que o PPRV, tal como o vírus da peste bovina, sobreviva durante muito tempo fora do hospedeiro. A transmissão indireta parece ser improvável, tendo em conta a baixa resistência do vírus no ambiente e a sua sensibilidade aos solventes lipídicos (Gopilo, 2005; Abu bakar *et al.*, 2011).

No entanto, Gopilo, em 2005, referiu que até esse ano não se conhecia nenhum estado de portador do PPRV. Um ano mais tarde, foram descritos na Nigéria alguns casos de infeção pelo PPRV em populações de ovinos, caprinos e camelos. Estudos sobre os seus materiais fecais, utilizando testes de hemaglutinina, sugeriram que os animais saudáveis podem servir de portadores do PPRV (Obidike *et al.*, 2006). Um possível papel dos camelos na disseminação do PPRV para as cabras também foi sugerido na Etiópia em 1995 por Roger *et al.* (2001), mas estudos mais recentes no Sudão sugeriram que esta via de disseminação é improvável (Khalafalla *et al.*, 2010). A disseminação do PPRV pode continuar até 12 semanas ou mais, o que representa um risco elevado para os animais susceptíveis em contacto (OIE, 2008; Abubakar *et al.*, 2011).

2.3.4. Gama de hospedeiros e patogenicidade do PPRV

Os ovinos e caprinos são considerados os únicos hospedeiros naturais do PPRV. As cabras parecem ser mais susceptíveis e sofrer uma doença clínica mais grave do que os ovinos (Banyard *et al.*, 2010; Abu bakar *et al.*, 2011). Os ovinos infectados com PPRV raramente sofrem de doença clínica; por esta razão, presume-se que os ovinos possuem uma resistência inata aos efeitos clínicos da doença (Shaila *et al.*, 1989). No entanto, a morbilidade e a mortalidade elevadas em ovinos têm sido causadas por algumas estirpes de campo ocasionais que podem ultrapassar esta resistência (Abu bakar *et al.*, 2011). Alguns relatórios indicaram que as epidemias em ovinos e caprinos, a base da agricultura de subsistência no mundo em desenvolvimento, podem resultar em perdas económicas elevadas devido ao facto de o vírus ser capaz de causar uma morbilidade elevada, que varia entre 50% e 90% em populações ingénuas, e uma letalidade que pode atingir 55% a 85% em caprinos, 10% em ovinos, 13% em búfalos e 50% em camelos (El-Rasih, 1992; Govindrajan *et al,* 1997; Radostits *et al.*, 2007; Khalafalla *et al.*, 2010; Abu bakar *et al.*, 2011). Dhar *et al.* (2002) referiram que a morbilidade e a mortalidade podem atingir 90% a 100%, respetivamente, e, quando associadas a outras doenças, como a causada pelo capripox, a mortalidade pode ser de 100% (El-Rasih, 1992; Gopilo, 2005).

Hamdy e Dardiri (1976) e Taylor e Abegunde (1979) observaram que os suínos sofriam uma infeção silenciosa por contacto com cabras infectadas, mas os suínos não eram capazes de transmitir o vírus e não são considerados importantes na epidemiologia da PPR. Os bovinos podem ser infectados sem apresentarem quaisquer sinais clínicos aquando da inoculação experimental. No entanto, em condições precárias, é possível que os bovinos desenvolvam lesões após a infeção pelo PPRV e sinais clínicos que seriam atribuídos à peste bovina (citado por Gopilo, 2005; Chauhan *et al.*, 2009). A doença e a morte de vitelos infectados experimentalmente com tecidos infectados com PPRV foram registadas em 1950 (Gopilo, 2005). O PPRV foi isolado de um surto de RP em búfalos em Tamil Nadu, na Índia, onde 50 de 385 búfalos foram clinicamente afectados. Os búfalos infectados apresentavam congestão conjuctival, salivação abundante e depressão, mas nenhum apresentava reação febril. A fonte de infeção permaneceu um mistério (Govindrajan *et al.*, 1997). Recentemente, em 2004, o PPRV foi isolado de um surto em camelos no Sudão, com uma taxa de letalidade de até 50% (516 mortes). Suspeitou-se também que o PPRV estivesse envolvido na epizootia que afectou camelos de uma só corcova na Etiópia em 1995-1996, tendo sido detectados antigénio e ácido nucleico do PPRV em algumas amostras patológicas recolhidas durante esse surto, mas não foi isolado qualquer vírus vivo (Rogers *et al.*, 2000; Roger *et al.*, 2001;

Khalafalla *et al.*, 2010).

Também são comunicados surtos no terreno a partir de uma coleção zoológica em muitas partes do mundo, conforme apresentado no quadro 4 (Banyard *et al.*, 2010; Abu bakar *et al.*, 2011). Os antílopes e outras espécies de pequenos ruminantes selvagens também podem ser gravemente afectados (Abu Elzein *et al.*, 2004; Dilli *et al.*, 2011). Foi notificado um caso de doença clínica em animais selvagens que resultou na morte de gazelas (*Gazella dorcus*), íbex (*Capra ibex nubiana*), gemsbok (*Oryx gazelle*) e ovelhas Laristan (*Ovis orientalis laristanica*). O veado americano de cauda branca (*Odocoileus virginianus*) pode ser infetado experimentalmente (FAO, 1999; Abu Elzein *et al.*, 2004; Bailey *et al.*, 2005; Chauhan *et al.*, 2009; Khalafalla *et al.*, 2010; Banyard *et al.*, 2010; Abu bakar *et al.*, 2011; Dilli *et al.*, 2011).

Quadro 4: Deteção de PPRV em espécies selvagens (Banyard *et al.*, (2010)

Espécies	Nome latino	Referência
Ovelha Laristan	*Ovis gmelini laristanica*	Furley *et al.* (1987)
Gemsbok	*Oryx gazella*	Furley *et al.* (1987)
Gazelas Dorcas	*Gazella dorcas*	Furley *et al.* (1987)
Gazela de Thompson	*Eudorcas thomsonii*	Abu-Elzein *et al.* (2004)
Ibex da Núbia	*Capra nubiana*	Furley *et al.* (1987)
Búfalo indiano	*Bubalus bubalus*	Govindarajan *et al.* (1997)
Duiker cinzento africano	*Sylvicapra grimma*	Ogunsanmi *et al.* (2003)
Órix da Arábia	*Oryx leukoryx*	Frolich *et al.* (2005)
Bubal hartebeests	*Alcelaphus buselaphus*	Couacy-Hymann *et al.* (2005)
Búfalos	*Syncerus caffer*	Couacy-Hymann *et al.* (2005)
Pato-de-água de Defassa	*Kobus defassa*	Couacy-Hymann *et al.* (2005)
Maçanetas	*Kobus kob*	Couacy-Hymann *et al.* (2005)
Gazelas da montanha árabes	*Gazella gazella cora*	Kinne *et al.* (2010)
Springbuck	*Antidorcas marsupialis*	Kinne *et al.* (2010)
Gazelas árabes	*Gazela gazela*	Kinne *et al.* (2010)
Ovinos bárbaros	*Ammotragus lervia*	Kinne *et al.* (2010)
Arbustos	*Tragelaphus scriptus*	Kinne *et al.* (2010)
Impala	*Aepyceros melampus*	Kinne *et al.* (2010)
Rheem gazelas	*Gazella subguttorosa marica*	Kinne *et al.* (2010)
Cabra Markhor afegã	*Capra falconeri*	Kinne *et al.* (2010)

2.3.5. Sinais clínicos de infeção por PPRV

O período de incubação após a exposição ao PPRV é de 4 a 6 dias e pode variar de 2 a 10 dias (Gopilo, 2005; Dilli *et al.*, 2011). A gravidade da doença e a taxa de mortalidade global num bando variam enormemente, dependendo de uma mistura de factores, ou seja, a linhagem do PPRV, a espécie dos animais, a raça dos animais, o estado imunitário dos animais, a idade dos animais e a prevalência de agentes infecciosos secundários (Dilli *et al.*, 2011). Existe uma variação na resistência inerente das diferentes raças de ovinos e caprinos ao PPRV, bem como na resistência ao PPRV relacionada com a idade dos ovinos e caprinos, com uma mortalidade de quase 100% nos borregos/bebés, 40% nos animais jovens e 10% nos animais adultos (Banyard *et al.*, 2010; Abu bakar *et al.*, 2011; Baron

et al., 2011). Nanda *et al.* (1996) referiram que os caprinos são mais susceptíveis do que os ovinos, mas este facto não foi confirmado noutros surtos (Baron *et al.*, 2011).

Os sinais per-agudos podem ser observados quando o PPRV ocorre pela primeira vez em populações ingénuas de ovinos e caprinos; nesta forma, os sinais clínicos são febre alta, depressão grave e morte (OIE, 2008). No entanto, na forma aguda, os sinais iniciais incluem febre alta súbita de 40 - 41 °C, depressão e pelo do animal ereto, especialmente pelo curto, descarga serosa dos olhos, nariz e boca, que mais tarde se torna espessa e amarela, a descarga molha o queixo e o pelo por baixo dos olhos acasala-se com as pálpebras, levando à obstrução do nariz e à dificuldade em respirar, como se apresenta na Figura 8. As membranas mucosas da boca e dos olhos tornam-se avermelhadas, a necrose epitelial causa pequenas áreas acinzentadas pontuais na gengiva, como apresentado na figura 9, na almofada dentária, no palato, nos lábios, na superfície interna do cheque e na superfície superior da língua; podem observar-se alterações semelhantes no nariz, na vulva e na vagina (Ozkul, 2002; Dhar, 2002; OIE, 2008; FAO, 1999; Mulindwa *et al.*, 2011; Dilli *et al.*, 2011; Baron *et al.*, 2011). Os lábios tendem a inchar e a ficar cobertos de crostas. A diarreia aparece normalmente cerca de dois a três dias após o início da febre, as fezes são inicialmente moles e depois aquosas, com mau cheiro e podem conter estrias de sangue e pedaços de tecido intestinal morto. A respiração rápida é comum, com dispneia, tosse e espirros. Alguns animais abortam na fase tardia da doença, podendo aparecer pequenos nódulos semelhantes ao ectima contagioso ou à varíola ovina e caprina na pele à volta do focinho, sendo a causa destas lesões desconhecida. Os animais gravemente afectados ficam desidratados e emaciados, a hipotermia pode levar à morte. Os animais que não morrem têm frequentemente uma convalescença prolongada (OIE, 2008; FAO, 1999; Hilan, 2006; Khan *et al.*, 2008; Baron *et al.*, 2011). A doença subaguda também pode ser observada em alguns animais. Esta forma dura geralmente 10 a 15 dias, os sintomas são variáveis, mas incluem frequentemente sinais respiratórios (OIE, 2008).

Os animais afectados pela PPR têm normalmente linfocitopenia, volume de células concentradas (PCV) elevado (acima de 60% enquanto o normal é 35 - 45%) e uma contagem muito elevada de glóbulos vermelhos (RBCs), enquanto os níveis de hemoglobina e contagem de glóbulos brancos (WBCs) são normais (Furly *et al.*, 1987; Baron *et al.*, 2011).

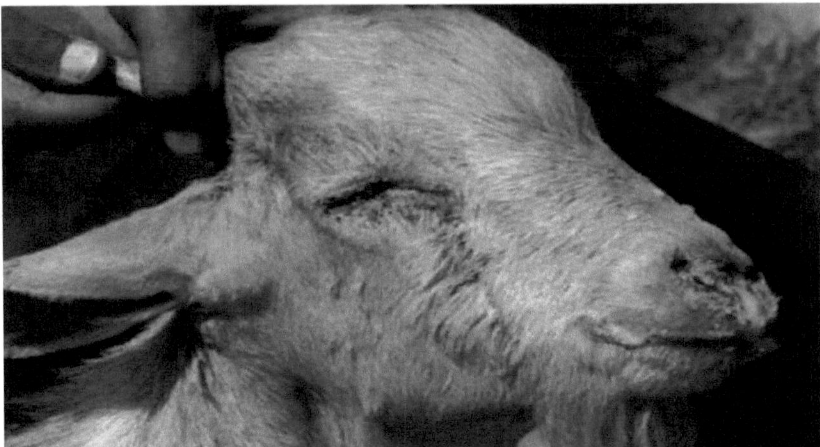

Figura 8: Sinais clínicos comuns de infeção aguda por pprv em pequenos ruminantes: Descargas oculares e nasais (Baron *et al.*, 2011)

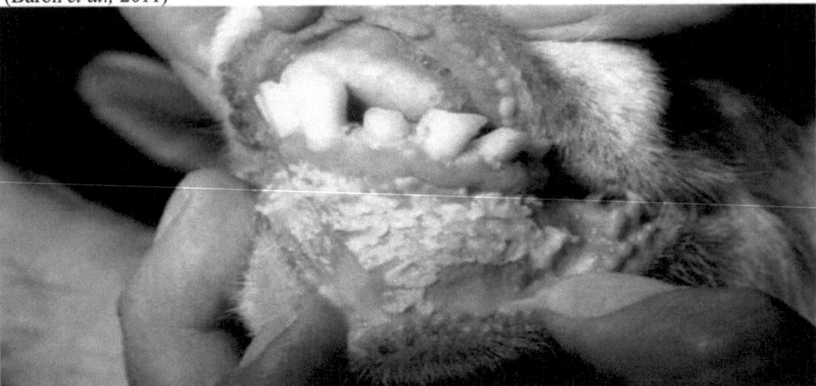

Figura 9: Sinais clínicos comuns de infeção aguda por pprv em pequenos ruminantes: Lesões orais precoces e necrose da gengiva (Baron *et al.*, 2011).

Os ovinos e caprinos europeus apresentam mais frequentemente uma forma subaguda ligeira de infeção por PPRV, com pirexia de baixo nível, congestão dos olhos e do nariz, mas pouca descarga e diarreia. Isto é particularmente evidente em infecções experimentais em unidades de alta segurança que foram

concomitantemente livre da maioria dos agentes infecciosos secundários. A contribuição das infecções secundárias para a patologia da PPR continua por determinar (Baron *et al.*, 2011).

2.3.6. Achados post-mortem de infeção por PPRV

A carcaça de um animal afetado está geralmente emaciada, os quartos traseiros estão sujos de fezes moles e aquosas e os globos oculares estão afundados. Os olhos e as narinas apresentam um corrimento seco. As lesões post-mortem são caracterizadas por inflamação e lesões necróticas na cavidade oral e no trato gastrointestinal (FAO, 1999; Baron *et al.*, 2011; Dilli *et al.*, 2011). Os lábios têm frequentemente crostas proeminentes, estomatite necrótica e erosão no interior dos lábios inferiores e adjacente à gengiva. Em casos graves, o palato duro, a faringe, o esófago superior, a vulva e a vagina também estão envolvidos. O rúmen, o retículo e o omaso raramente apresentam lesões. O abomaso apresenta erosões regulares, com um pavimento vermelho e cru e exsudação de sangue. A hemorragia em estrias e a necrose erosiva ocorrem no duodeno e no íleo terminal. As manchas de Payer têm frequentemente uma necrose extensa. Observam-se lesões graves no intestino grosso, com algumas lesões na válvula ileocecal, na junção cecocólica e no retículo. A congestão ao longo da prega da mucosa resulta no aspeto caraterístico de riscas de zebra. Aparecem petéquias no corneto laríngeo e na traqueia. Pode estar presente broncopneumonia, bem como um baço ligeiramente aumentado e congestionado. Os gânglios linfáticos associados aos pulmões e ao intestino são moles e inchados, congestionados e edematosos (Kumar *et al.*, 2004; Kul *et al.*, 2007; Radostits *et al.*, 2007; OIE, 2008; Dilli *et al.*, 2011; Baron *et al.*, 2011).

2.3.7. Histopatologia da infeção por PPRV

Kumar *et al.* (2004) e Baron *et al.* (2011) afirmaram que os exames histopatológicos dos principais órgãos do trato gastrointestinal (GIT) revelaram degeneração e necrose da mucosa labial, degeneração grave da mucosa e da submucosa, necrose do epitélio intestinal e depleção de células linfóides das manchas de pagamento, juntamente com a presença de cíntia por vezes. Os pulmões mostraram alterações bronco-intersticiais e a presença de inclusões eosinofílicas intra-citoplasmáticas e intra-nucleares nos macrófagos alveolares e de células ciliadas no tecido linfoide. Kul *et al.* (2007) e Baron *et al.* (2011) relataram que as células sinciciais eram conspícuas, especialmente nos alvéolos pulmonares da mucosa oral, no fígado e no tecido linfoide. Foram observadas distribuições tecidulares típicas de inclusões eosinofílicas intra-citoplasmáticas e/ou intra-nucleares na pelve renal e na mucosa abomasal. A imunomarcação do antigénio viral foi observada nos rins, no cérebro, no rúmen, no abomaso, no coração e nos miócitos da língua. Além disso, afirmaram que os achados patológicos na infeção natural por PPRV estabeleceram uma base para a semelhança com outras infecções por morbilivírus, como a cinomose canina e a cinomose dos mamíferos marinhos.

2.3.8. Imunidade

A produção de anticorpos é um processo biológico complexo (Asim *et al.*, 2008). A vacina contra a peste bovina em cultura de tecidos (TCRV) foi amplamente utilizada na África Ocidental e na Ásia para o controlo da PPR. O TCRV numa dose de 102,5 TCID50 protegeu os caprinos contra a PPRV durante 12 meses e os animais não foram capazes de transmitir a infeção após o desafio com o PPRV (Taylor, 1979a; Abu bakar *et al.*, 2011), embora o antigénio tenha sido detectado em esfregaços lacrimais de animais vacinados após o desafio com o vírus virulento (Gibbs *et al.*, 1979). Esta vacina foi utilizada com sucesso para controlar a PPR em alguns países da África Ocidental (Abu bakar *et al.*, 2011) e foi amplamente utilizada em muitos outros países africanos (Lefevre e Diallo, 1990; Abu bakar *et al.*, 2011). O PPRV está antigenicamente estreitamente relacionado com o RPV e os anticorpos contra o PPRV são tanto de neutralização cruzada como de proteção cruzada (Taylor, 1979a; Abu bakar *et al.*, 2011).

As glicoproteínas de superfície hemaglutinina (H) e proteína de fusão (F) dos morbilivírus são altamente imunogénicas e conferem imunidade protetora. Demonstrou-se que um vírus da vaccinia, recombinante duplo que exprime as glicoproteínas H e F do RPV, protege as cabras contra a doença PPR (Jones *et al.*, 1993; Abu bakar *et al.*, 2011); no entanto, os animais desenvolveram anticorpos neutralizantes do vírus apenas contra o RPV e não contra o PPRV. Os recombinantes de Capripox que expressam a proteína H ou a proteína F do RPV ou a proteína F do PPRV conferiram proteção contra a doença PPR em caprinos, mas sem produção de anticorpos neutralizantes do PPRV ou de anticorpos PPRV detectáveis por ELISA (Romero *et al.*, 1995; Berhe *et al.*, 2003; Abu bakar *et al.*, 2011). Estes resultados sugerem que as respostas imunitárias mediadas por células podem desempenhar um papel crucial na proteção. As cabras imunizadas com um baculovírus recombinante que expressa a glicoproteína H geraram respostas imunitárias humorais e mediadas por células (Sinnathamby *et al.*, 2001; Abu bakar *et al.*, 2011). As respostas geradas contra a proteína H do PPRV em cabras experimentais são também reactivas cruzadas com o RPV, o que sugere que a proteína H apresentada pelo baculovírus recombinante "assemelha-se" à proteína nativa presente no PPRV (Sinnathamby *et al.*, 2001; Abu bakar *et al.*, 2011). Foram demonstradas respostas linfoproliferativas nestes animais contra os antigénios PPRV-H e RPV-H (Sinnathamby *et al.*, 2001; Abu bakar *et al.*, 2011). O determinante N-terminal das células T e um domínio C-terminal

que albergam potenciais determinantes de células T em caprinos (Sinnathamby *et al.*, 2001; Abu bakar *et al.*, 2011). Embora não tenha sido possível determinar o subconjunto de células T (células CD4+ e CD8+T) em PBMC que responderam aos fragmentos de proteína recombinante e ao péptido sintético, este poderia potencialmente ser um epítopo de células T auxiliares CD4+, que demonstrou albergar um epítopo imunodominante restrito a H em ratos (Sinnathamby *et al.*, 2001; Abu bakar *et al.*, 2011). A identificação de epítopos de células B e T nos antigénios protectores do PPRV abriria caminhos para a conceção de novas vacinas baseadas em epítopos contra o PPR. É pouco provável que os ovinos e caprinos sejam infectados mais do que uma vez durante a sua vida económica (Taylor, 1984).

Verificou-se que os borregos ou cabritos que recebem colostro de mães previamente expostas ou de mães vacinadas com a vacina de cultura de tecidos RP adquirem um elevado nível de anticorpos maternos que persistem durante 3-4 meses. Os anticorpos maternos eram detectáveis até 4 meses utilizando o teste de neutralização do vírus em comparação com 3 meses com um ELISA competitivo (Libeau *et al.*, 1992; Abu bakar *et al.*, 2011).

A vacina contra o sarampo não protegeu contra a PPR, mas existiu um grau de proteção cruzada entre a PPR e a esgana canina (Gibbs *et al.*, 1979).

Embora a doença da PPR possa ser eficazmente controlada pela vacina contra o VPR, foram lançados programas de erradicação da peste bovina em muitos países e, se estas campanhas forem bem sucedidas, o OIE recomenda a cessação da vacinação de todos os animais com a vacina contra o VPR, de modo a que possam ser identificados quaisquer focos residuais de VPR. Nestas circunstâncias, os pequenos ruminantes só podem ser protegidos contra o PPRV através da utilização de uma vacina homóloga atenuada. Além disso, foi comunicada a utilização bem sucedida de uma vacina atenuada contra o VPRP em caprinos, abrindo a possibilidade de a utilizar como uma vacina diferenciável para bovinos (Couacy-Hymann *et al.*, 1995).

2.3.9. Diagnóstico da infeção por PPRV

Um diagnóstico provisório de PPR pode ser feito a partir de caraterísticas epidemiológicas e clínicas (FAO, 1999; Abubakar *et al.*, 2011; Dilli *et al.*, 2011). Uma doença caracterizada por descargas, diarreia e mortes com problemas respiratórios em ovinos e/ou caprinos, mas não em bovinos de contacto, com a maioria dos adolescentes a serem afectados e a morrerem, deve levantar uma suspeita de PPR. As alterações caraterísticas post mortem reforçariam ainda mais o diagnóstico provisório (FAO, 1999; Dilli *et al.*, 2011).

Devido à necessidade de detetar a PPR no meio de uma série de outras doenças agudas com sinais de apresentação grosseiramente semelhantes e de a diferenciar da peste bovina, é necessário efetuar alguns testes laboratoriais para confirmar o diagnóstico clínico provisório. Estes testes podem detetar o próprio vírus (isolamento do vírus), comprovar a presença do vírus (antigénio ou material genético do vírus) ou de anticorpos contra o vírus no soro sanguíneo (FAO, 1999; Gopilo, 2005; Radostits, 2007; Dilli *et al.*, 2011; Baron *et al.*, 2011).

a. Isolamento de vírus

Mesmo quando o diagnóstico foi efectuado por técnicas rápidas, o vírus deve ser sempre isolado de amostras de campo em culturas de tecidos para estudos posteriores (OIE, 2008). O vírus da PPR pode ser isolado durante a fase aguda da doença, quando os sinais clínicos ainda são aparentes e está presente durante aproximadamente 10 dias após o início da febre (Abubakar *et al.*, 2011). As amostras para isolamento do vírus incluem sangue heparinizado e esfregaços oculares e nasais. Estas amostras devem ser colhidas de animais vivos durante a fase hipertérmica. As amígdalas, os gânglios linfáticos mesentéricos, o baço e secções do cólon e do pulmão podem ser colhidos de animais mortos. Para que o isolamento seja bem sucedido, as amostras devem ser enviadas para o laboratório de testes em gelo frio (OIE, 2008; Abubakar *et al.*, 2011). Os sistemas de cultura de células mais utilizados são o rim de borrego primário, a pele de ovino e as células Vero (Taylor e Abegune, 1979; Taylor, 1984; Abubakar *et al.*, 2011).

As células Vero são amplamente utilizadas devido à sua continuidade e ao seu baixo risco de contaminação. A PPRV também foi adaptada para crescer noutras linhas celulares contínuas, incluindo MDBK e BHK-21 (Gopilo, 2005; OIE, 2008), mas as células Vero, derivadas de rins de macaco verde africano, são atualmente a linha celular mais utilizada para a PPRV (OIE, 2008; Abubakar *et al.*, 2011). Verificou-se que uma cultura de células Vero de uma cultura de células de tipo americano (ATCC # CCL81) produzia títulos muito elevados e é atualmente utilizada em muitos laboratórios que trabalham com a PPRV. O aparecimento de efeitos citopáticos (ECP) pode requerer pelo menos 8-10 dias ou várias passagens às cegas. Nas células Vero, o ECP produzido pelo PPRV consiste no arredondamento das células, na aglomeração em aglomerados típicos semelhantes a uvas, na formação de pequenos sincícios e no aparecimento de células fusiformes longas e finas, frequentemente anastomosadas (Hamdy *et al.*, 1976; OIE, 2008; Abubakar *et al.*, 2011). Tal como outros morbilivírus, o PPRV produz corpos de inclusão eosinofílicos intracitoplasmáticos e intranucleares tanto em células primárias como em linhas celulares contínuas (Hamdy *et al.*, 1976). As linhas celulares de linfoblastos T, transformadas por *Theileria parva,* revelaram-se mais sensíveis quando comparadas com outras culturas celulares e deram um resultado em 24 horas (pelo menos 6 dias para outras culturas celulares) para o PPRV (Rossiter, 1994). A sensibilidade da técnica de isolamento do vírus também pode ser aumentada quando o vírus é cultivado em células de rim de borrego e de cabra (Gopilo, 2005; Abubakar *et al.*, 2011).

Uma vez isolado em cultura celular, um candidato a PPRV pode ser identificado através de um de três procedimentos: por inoculação animal: A PPR causa doença clínica em caprinos e ovinos, mas não em bovinos (Gibbs *et al.*, 1979; Abubakar *et al.*, 2011), por neutralização cruzada recíproca (neutralização diferencial): O PPRV é neutralizado pelos soros de referência do PPR e do RPV, mas é neutralizado em maior título com o soro homólogo (Taylor e Abegunde, 1979; Taylor, 1979a; Abubakar *et al.*, 2011) ou por técnicas moleculares: sonda de cDNA (Diallo *et al*, 1989; Pandey *et al.*, 1992; Abubakar *et al.*, 2011), perfil electroforético em gel de poliacrilamida (PAGE) (Diallo *et al.*, 1987) e PCR (Barret *et al.*, 1993a; Forsyth *et al.*, 1995, Couacy-Hymann *et al.*, 2002; Abubakar *et al.*, 2011).

b. Teste de imunodifusão em gel de ágar (AGID)

O AGID é relativamente simples, rápido, barato e pode ser efectuado em qualquer laboratório e mesmo no campo (OIE, 2008). É extremamente útil como teste inicial, mas não discrimina entre os vírus da PPR e da peste bovina, sendo necessários mais testes para o efeito (FAO, 1999; Abubakar *et al.,* 2011). O AGID é amplamente utilizado e pode detetar 42,6% dos espécimes antemortem e espécimes de necropsia (Obi, 1984; Abraham e Berhan, 2001; Abubakar *et al.,* 2011). Pode ser utilizado para testar a presença tanto de antigénio como de anticorpos e pode dar resultados em 2-4 horas quando se utiliza o soro hiperimune RP, ao passo que são necessárias 4-6 horas com o soro hiperimune PPR (Obi, 1984). O antissoro padrão é produzido através da imunização de ovinos com 5 ml de vírus da PPR com um título de 10^4 TCID50 (50% de dose infecciosa de cultura de tecidos) por ml, administrado em intervalos semanais durante 4 semanas. Os animais são sangrados 5-7 dias após a última injeção. O antissoro hiperimune padrão da RP é também eficaz na deteção do antigénio da PPR. Uma das vantagens importantes deste teste é o facto de ser altamente específico (92%), embora não consiga diferenciar entre PPR e RP (OIE, 2008; Abubakar *et al.*, 2011).c. Contra-imunoeletroforese (CIEP)

O CIEP é o teste mais rápido para a deteção de antigénios virais. O teste é realizado segundo o mesmo princípio que o AGID, utilizando os mesmos reagentes, exceto que o gel é carregado eletricamente para melhorar a sensibilidade do teste (OIE, 2008; Abubakar *et al.*, 2011).

d. ELISA para a deteção de antigénios

Verificou-se que um ELISA em sanduíche baseado em anticorpos monoclonais é altamente sensível na deteção de antigénio em tecidos e secreções de ovinos e caprinos infectados (Saliki *et al.*, 1994; Abubakar *et al.,* 2011). Outro formato de ELISA de antigénio, que é mais amplamente utilizado, é o ELISA de captura imunológica (Singh *et al.,* 2004). Utiliza MAb dirigidos contra a proteína do nucleocapsídeo (Libeau *et al.*, 1994; Abubakar *et al.,* 2011). Pode dar um resultado fiável no prazo de duas horas em placas pré-revestidas e a partir de amostras mantidas à temperatura ambiente durante um período de sete dias, sem uma redução superior a 50% da resposta (Libeau *et al.*, 1994; Abubakar *et al.*, 2011). O ELISA de imunocaptura permite um diagnóstico diferencial rápido dos vírus da PPR ou da peste bovina, o que é de grande importância, uma vez que as duas doenças têm uma distribuição geográfica semelhante e podem afetar as mesmas espécies animais. Os anticorpos MA utilizados nos testes ELISA de captura imunológica são dirigidos contra dois domínios não sobrepostos da proteína N da PPR e da RP, mas o anticorpo de captura detecta um epítopo comum à RP e à PPR (Libeau *et al.*, 1994). O teste é muito específico e sensível; pode detetar $10^{0.6}$ TCID50/poço para o vírus da PPR e $10^{2.2}$ TCID50 para o vírus da peste bovina. Esta discrepância entre os dois vírus no ensaio pode dever-se a uma diferença na afinidade do anticorpo de deteção para as diferentes N-proteínas. As principais vantagens deste ensaio são as seguintes Rapidez: pode ser efectuado numa placa pré-revestida em menos de 2 horas. Especificidade, Robustez: pode ser efectuado em amostras que não tenham sido mantidas em condições ideais e nas quais não esteja presente qualquer vírus viável, e Simplicidade: O ELISA de imunocaptura é adequado para o diagnóstico de rotina da peste bovina e da PPR a partir de amostras de campo, como esfregaços oculares e nasais (Libeau *et al.*, 1994; Abubakar *et al.*, 2011).

e. Sondas de cDNA

Para a diferenciação entre PPR e RP, foi descrita a utilização de sondas de cDNA marcadas com [P^{32}] derivadas do gene da proteína N dos dois vírus (Diallo *et al.*, 1989a; Abubakar *et al.*, 2011). Esta sonda pode diferenciar os dois vírus sem necessidade de isolar o vírus.

Verificou-se que o cDNA direcionado contra a proteína da matriz, a proteína de fusão e o gene da fosfoproteína apresentavam uma hibridação cruzada muito maior e não eram adequados para utilização como sondas discriminatórias (Diallo *et al.*, 1989a; Abubakar *et al.*, 2011). Infelizmente, esta hibridação não pode ser amplamente utilizada porque requer espécimes frescos e, para além da curta meia-vida do [P^{32}], existem restrições no manuseamento dos isótopos. Por conseguinte, foram desenvolvidas sondas que utilizam etiquetas não radioactivas, como a biotina ou a dioxina (Pandey *et al.*, 1992; Diallo *et al.*, 1995; Abubakar *et al.*, 2011). Verificou-se que o cDNA marcado com biotina era tão específico como o que utilizava a etiqueta radioactiva e mais rápido na diferenciação entre PPR e RP (Pandey *et al.*, 1992; Abubakar *et al.*, 2011). No entanto, foi referido noutro local que a sensibilidade esperada nunca tinha sido obtida utilizando etiquetas não radioactivas (Diallo *et al.*, 1995; Abubakar *et al.*, 2011).

f. Reação em cadeia da polimerase com transcrição reversa (RT-PCR)

Entre as várias técnicas desenvolvidas para a deteção do PPRV, a técnica de PCR tem sido a ferramenta mais popular e altamente sensível até à data para o diagnóstico do PPR. As técnicas serológicas convencionais e o isolamento do vírus são normalmente utilizados para diagnosticar a infeção por morbilivírus em amostras submetidas a diagnóstico laboratorial (Abubakar *et al.*, 2011). No entanto, como essas técnicas não são adequadas para utilização em amostras de tecido decomposto, a reação em cadeia da polimerase (PCR) revelou-se inestimável para a análise de tais amostras de campo mal preservadas (Abubakar *et al.*, 2011). Saiki *et al.* (1988) demonstraram pela primeira vez a eficiência da amplificação *in vitro* de uma sequência selecionada flanqueada por dois primers de oligonucleótidos de orientação oposta. O método consiste em ciclos repetitivos de desnaturação do ADN, recozimento do iniciador e extensão por uma polimerase de ADN, duplicando efetivamente o alvo em cada ciclo e conduzindo, teoricamente, a um aumento exponencial do produto de ADN. A substituição do fragmento da polimerase de Klenow por uma polimerase termoestável derivada do *Thermus aquaticus* (Taq) melhorou consideravelmente a utilidade da PCR. Utilizando este sistema, foram registadas taxas de amplificação até 107 a 109 vezes. A eficiência alcançada pode variar enormemente, no entanto, depende de factores como o número de ciclos, a quantidade de material de partida, o comprimento do ADN alvo, as condições de temperatura de recozimento e preparação e a polimerase utilizada. Quando o material de partida é o ADN, não é necessária uma elevada purificação do ácido nucleico, pelo que o procedimento é muito simplificado. Estas qualidades tornaram a PCR uma das técnicas essenciais da biologia molecular atual e está a começar a ter uma ampla utilização no diagnóstico laboratorial de doenças. Uma vez que o genoma de todos os morbilivírus é constituído por uma única cadeia de ARN, tem de ser primeiro copiado para ADN, utilizando a transcriptase reversa, numa reação em duas fases conhecida como transcrição reversa/reação em cadeia da polimerase (RT-PCR). A RT-PCR demonstrou ser útil para a deteção rápida de ARN específico do morbilivírus em amostras submetidas a diagnóstico laboratorial (Shaila *et al.*, 1996; Abubakar *et al.,* 2011). Revelou-se especialmente útil na identificação dos novos morbilivírus encontrados em mamíferos marinhos (Barrett *et al.*, 1993b). Foram produzidos conjuntos de iniciadores de morbilivírus específicos do género e universais que podem ser utilizados para distinguir todos os morbilivírus conhecidos (Forsyth e Barrett, 1995; Abubakar *et al.,* 2011). Foram produzidos dois conjuntos de primers, baseados em sequências na extremidade 3' dos genes N (sentido do mensageiro), que são as regiões menos conservadas entre os dois vírus. Estes permitem a amplificação específica de fragmentos de 300 pares de bases (pb) para o RPV e o PPRV (Couacy-Hymann *et al.*, 2002). Foi descrita a utilização de RT-PCR com iniciadores universais para a fosfoproteína (P) e conjuntos de iniciadores específicos para o gene da proteína de fusão (F) para detetar e diferenciar o PPR e o RP (Barrett *et al.*, 1993b; Forsyth e Barret, 1995; Couacy Hymann *et al.*, 2002; Abubakar *et al.,* 2011).

g. Teste de neutralização do vírus (VNT)

O VNT é um teste padrão de ouro para o diagnóstico de PPR e RP, sendo muito sensível e muito específico, embora demorado e dispendioso (Abubakar *et al.,* 2011). A neutralização do vírus é um mecanismo de proteção importante, uma vez que os MAbs neutralizantes anti-H administrados passivamente induzem uma proteção total nos ratos. O teste de neutralização padrão é efectuado em culturas em tubos de rolos de células primárias de rim de borrego ou células Vero, quando as células primárias não estão disponíveis. O VNT é o teste mais fiável para a deteção de anticorpos contra o morbilivírus (Rossitter, 1994; Abubakar *et al.,* 2011). O soro contra PPR ou RP pode neutralizar ambos os vírus, mas neutralizaria o vírus homólogo num título mais elevado do que o vírus heterólogo. Por conseguinte, para efeitos de diferenciação, é utilizada a neutralização cruzada recíproca (Taylor e Abegunde, 1979; Abubakar *et al.,* 2011).

h. cELISA

Foram desenvolvidos ELISA competitivos e bloqueadores baseados em anticorpos monoclonais específicos para a proteína N (Libeau *et al.*, 1995; Abubakar *et al.*, 2011) e para a proteína H (Anderson e Mckay, 1994; Saliki *et al.*, 1993; Singh *et al.*, 2004; Abubakar *et al.*, 2011) para a deteção de anticorpos em soros de animais. Estes testes utilizaram vírus purificados por gradiente ou antigénios expressos. No cELISA da proteína N, os anticorpos do soro e o AMC competem num epítopo específico da nucleoproteína obtida a partir de baculovírus recombinante. Embora não tenha sido registada nenhuma reação cruzada no cELISA da proteína N, foi observado um elevado nível de competição, até 45%, entre os negativos (Libeau *et al.*, 1995; Abubakar *et al.*, 2011). Apesar do facto de os anticorpos neutralizantes não serem dirigidos contra a proteína N, mas sim contra a proteína H (Diallo *et al.*, 1995; Abubakar *et al.*, 2011), foi observada uma correlação de 0,94 entre o VNT e o cELISA, sugerindo que o primeiro era mais sensível (Libeau *et al.*, 1995; Abubakar *et al.*, 2011). A sensibilidade relativa deste cELISA em relação ao VNT foi de 94,5, enquanto a especificidade foi de 99,4%. Tanto o ELISA de bloqueio como o cELISA que detectam anticorpos anti-H baseiam-se na competição entre um anticorpo monoclonal anti-H (MAb) e os anticorpos séricos; no caso do ELISA de bloqueio, os soros de teste são pré-incubados com antigénio e depois incubados com o MAb (Saliki *et al.*, 1993; Abubakar *et al.*, 2011). A sensibilidade e a especificidade do ELISA de bloqueio de H foram de 90,4% e 98,9%, respetivamente (Saliki *et al.*, 1993; Abubakar *et al.*, 2011). O PPR cELISA, que utiliza MAb dirigido contra a proteína H, tem uma reação cruzada com a peste bovina, enquanto o RP cELISA é específico; por conseguinte, considera-se que um animal foi afetado pela RP se for positivo tanto no PPR como no RP ELISA (Anderson e McKay, 1994). A absorvância no PPR ELISA é convertida em percentagem de inibição (PI) utilizando a fórmula: PI=100-(absorvância dos alvéolos de ensaio/absorvância dos alvéolos de controlo do mAb) x 100. Os soros com PI superior a 50% são considerados positivos. A especificidade global do teste c-ELISA foi de 98,4%, com uma sensibilidade de 92,2% quando comparado com o VNT. A eficácia diagnóstica do ensaio em termos de sensibilidade e especificidade foi calculada utilizando tabelas de contingência de dois lados (Singh *et al.*, 2004; Abubakar *et al.*, 2011). A sensibilidade do ensaio foi considerada como a proporção de amostras positivas em relação às amostras efetivamente positivas. A especificidade foi calculada como a proporção de amostras negativas em relação ao total de amostras negativas. O ensaio cELISA anti-H RP foi utilizado com êxito para a monitorização serológica da imunidade do efetivo pós-vacinação no projeto da Campanha Pan-Africana contra a Peste bovina (PARC) para controlar e erradicar a peste bovina do continente africano, tendo a PARC passado a fazer parte do Projeto Global de Erradicação da Peste Bovina (GREP) da FAO. A sua utilização generalizada na vigilância serológica da peste bovina (OIE) depara-se com dificuldades controversas devido a uma aparente ausência de deteção de anticorpos da linhagem da peste bovina II.2.3.10.Diagnóstico diferencial da infeção pelo PPRV

Frequentemente, a PPR é confundida e, por vezes, difícil de distinguir das doenças dos ovinos/caprinos que têm sinais clínicos muito semelhantes e que se encontram habitualmente em zonas onde a PPR pode estar a circular. Estas doenças incluem a peste bovina, a febre aftosa, a febre catarral, o ectima contagioso (Orf), a pasteurelose pneumónica, a pleuropneumonia caprina contagiosa (PPCC) e as infestações por helmintas gastrointestinais (FAO, 1999; Radostits, 2007; Dilli *et al.*, 2011; Baron *et al.*, 2011). A febre aftosa pode geralmente ser excluída pela presença ou ausência de claudicação (lesões nas patas), enquanto a febre catarral não causa geralmente diarreia. Os sinais da pleuropneumonia caprina contagiosa e da pasturelose pneumónica são muito semelhantes aos da PPR, à exceção da ausência de lesões orais e de diarreia, que também podem estar ausentes na PPR ligeira. A varíola ovina e caprina provoca lesões cutâneas clássicas semelhantes à varíola e, por isso, é geralmente relativamente fácil de excluir (Baron *et al.*, 2011).

2.3.11. Factores de risco para a infeção por PPRV

É um princípio reconhecido que a probabilidade de transmissão de doenças não é uniforme nas populações nacionais. Há muitas vezes uma série de factores de risco que contribuem para o risco global de transmissão de doenças numa determinada comunidade, sistema de produção ou cadeia de valor (Elsawalhy *et al.*, 2010). Estes factores de risco são muitas vezes atributos bastante simples da subpopulação, como a quantidade de movimento, a troca de animais entre agregados familiares e rebanhos como resultado de práticas sociais e mudanças nas condições económicas que exibem padrões sazonais, a distância dos serviços, a falta de campanhas de vacinação em grande escala, a altitude, a estação do ano e o contacto inter-espécies ou a interação com a vida selvagem (Radostits *et al.*, 2007; Waret-Szkuta *et al.*, 2008; Elsawalhy *et al.*, 2010). Além disso, a idade, o sexo, a espécie e a raça são factores de risco individuais muito importantes (Radostits *et al.*, 2007; Waret-Szkuta *et al.*, 2008).

Os factores climáticos que favorecem a sobrevivência e a propagação do vírus contribuem para a ocorrência sazonal de surtos de PPR. Durante a estação das chuvas no Paquistão, a atividade migratória dos animais é reduzida devido ao aumento da disponibilidade de forragens locais (Abubakar *et al.*, 2011). O estado nutricional dos animais também melhora, resultando numa maior resistência à infeção. Estes factores podem desempenhar um papel fundamental na limitação da transmissão da doença (Abubakar *et al.*, 2011; Sarker e Hemayeatul, 2011). Embora os surtos que ocorrem na África Ocidental coincidam com a estação húmida e chuvosa, a incidência parece aumentar rapidamente e atingir um pico

no inverno. Isto pode estar relacionado com o tempo seco, frio e poeirento acompanhado de uma má nutrição nesta altura no Paquistão e na África Ocidental (Abubakar *et al.*, 2011; Sarker e Hemayeatul, 2011).

Devido a uma diminuição contínua das áreas de pastagem e de floresta disponíveis, os ovinos e caprinos percorrem frequentemente longas distâncias durante a estação seca em busca de forragem e água em algumas partes do mundo, como a África Oriental e o subcontinente indiano (Nanda *et al.*, 1996). A deslocação dos animais determina, portanto, o padrão dos surtos e da infeção pelo PPRV (Abd El-Rahim *et al.*, 2010; Abubakar *et al.*, 2011).

Observou-se que os padrões epidemiológicos dos surtos e infecções por PPRV são diversos em diferentes sistemas ecológicos em várias regiões geográficas (Waret-Szkuta *et al.*, 2008; Abd El-Rahim *et al.*, 2010; Abubakar *et al.*, 2011). No entanto, Ozkul *et al.*, (2002), indicaram que a ocorrência de surtos de PPRV não variou substancialmente consoante as localizações geográficas dos animais testados na Turquia. Os surtos e as infecções por PPRV em zonas húmidas ocorreram sempre sob a forma de epizootia, que pode ter consequências notáveis com uma morbilidade de 80-90% e uma mortalidade de 50-80%, ao passo que em regiões áridas e semi-áridas, a PPR é frequentemente fatal e ocorre geralmente como uma infeção subclínica ou inaparente, abrindo a porta a outras infecções, como a pasteurelose (Abd El-Rahim *et al.*, 2010; Abubakar *et al.*, 2011).

A idade parece ser um fator de risco para o estatuto de seropositividade, e o seu efeito linear sugere que o PPRV é altamente imunogénico e que os animais naturalmente infectados permanecem positivos durante muito tempo (Waret-Szkuta *et al.*, 2008). No entanto, os animais recém-nascidos tornam-se susceptíveis à infeção pelo PPRV aos três a quatro meses de idade (Srinivas e Gopal, 1996), o que corresponde ao declínio natural dos anticorpos maternos (Saliki *et al.*, 1993); depois de perderem a imunidade materna, os animais jovens, tanto de ovinos como de caprinos, correm um risco mais elevado do que os adultos e têm mais hipóteses de ser seropositivos ao PPRV (Ozkul *et al.*, 2002; Singh *et al.*, 2004; Abd El-Rahim *et al.*, 2010). No entanto, as evidências serológicas revelaram que os anticorpos ocorrem em todos os grupos etários dos 4 aos 24 meses, indicando uma circulação constante do vírus (Waret-Szkuta *et al.*, 2008; Abubakar *et al.*, 2011). Foi registada uma elevada morbilidade (90%) e mortalidade (70%) em todos os grupos etários (Abu Elzein *et al.*, 1990; Gopilo, 2005; Waret-Szkuta *et al.*, 2008; Abubakar *et al.*, 2011).

Abubakar *et al.* (2009) sugeriram que existe uma variação de espécie na suscetibilidade à infeção pelo PPRV. A doença é mais grave nos caprinos do que nos ovinos, com base em investigações serológicas e observações clínicas. Foi referido que os ovinos e caprinos europeus apresentam mais frequentemente uma forma subaguda ligeira de infeção por PPRV, com base em infecções experimentais em unidades altamente seguras (Baron *et al.*, 2011).

No entanto, a PPR também foi significativamente associada às raças, tendo-se verificado que é mais prevalente nas raças autóctones de cabras bengalis do que nas raças exóticas de cabras. As raças guineenses (anã da África Ocidental, Iogoon, kindi e Djallonke) são reconhecidas como altamente susceptíveis (Abu bakar *et al.*, 2011).

Além disso, a infeção por PPRV também foi significativamente associada ao sexo, sendo que as cabras macho eram aparentemente mais propensas à infeção por PPR do que as cabras fêmea (Abubakar *et al.*, 2011; Sarker e Hemayeatul, 2011).

2.3.12. Controlo e profilaxia do PPRV

O PPRV pertence a um grupo de vírus em que se verificou que os vírus mantêm um único serótipo ao longo de um período apreciável da história; além disso, uma vez recuperado de uma infeção com um destes vírus, o animal ganha imunidade para toda a vida. Além disso, não existem provas de um estado persistente ou de portador nos animais recuperados, embora estes possam continuar a disseminar o vírus durante 12 semanas ou mais, o que representa um risco elevado para os animais susceptíveis em contacto. Consequentemente, as medidas de quarentena e os testes para detetar a presença de anticorpos contra o PPRV diminuem o risco de os animais serem infectados (OIE, 2008; Abubakar *et al.*, 2011). Os métodos aplicados para o controlo da peste bovina e a sua erradicação podem também ser adequados para controlar e erradicar o PPRV. O controlo do PPRV em países não infectados pode ser conseguido através de medidas clássicas como a restrição da importação de ovinos e caprinos de áreas afectadas, quarentena, abate e eliminação adequada de carcaças e fómites de contacto e descontaminação de instalações afectadas (Saliki, 2010). O controlo dos surtos de PPRV pode também basear-se no controlo dos movimentos (quarentena), combinado com a utilização de vacinação focalizada ("em anel") e imunização profilática em populações de alto risco (FAO, 1999; Abubakar *et al.*, 2011; Baron *et al.*, 2011). A imunização de pequenos ruminantes com materiais de gânglios linfáticos e baço contendo vírus virulento inactivado com 1,5-5% de clorofórmio foi experimentada e os animais ficaram imunes a um desafio subsequente 18 meses depois (Braide, 1981; Gopilo, 2005; Abubakar *et al.*, 2011; Baron *et al.*, 2011). Até recentemente, a vacinação mais prática contra o PPRV baseava-se na utilização de uma vacina contra o RPV adaptada à cultura de tecidos. A vacinação de animais com estes vírus atenuados é praticada há muito tempo. Sabe-se que a vacina contra a peste bovina de cultura de tecidos (TCRV) confere imunidade durante 12 meses e que os animais não foram capazes de transmitir a infeção após o desafio com o PPRV, embora o antigénio tenha sido detectado em esfregaços lacrimais de animais vacinados após o desafio com o vírus virulento (Gibbs *et al.*, 1979; Abubakar *et al.*, 2011; Baron *et al.*, 2011). No entanto, foi relatado anteriormente que foram detectados resíduos consideráveis de virulência após 32, 42 e até 65 passagens em série em células embrionárias de rim de borrego. Esta vacina foi utilizada com sucesso para controlar o PPRV em alguns países da África Ocidental e é amplamente utilizada em muitos outros países africanos (Gopilo, 2005; Abubakar *et al.*, 2011; Baron *et al.*, 2011). A sua utilização tem sido recusada devido à sua interferência na Campanha Pan-Africana contra a Peste bovina (PARC), uma vez que é impossível determinar se os pequenos ruminantes seropositivos foram vacinados ou se estão naturalmente infectados com o VPR. O soro de animais vacinados com a vacina contra o VPR contém níveis substanciais de anticorpos contra o VPR, com poucos ou nenhuns anticorpos neutralizantes cruzados contra o VPRP; após o desafio com o VPRP, os anticorpos neutralizantes contra o VPRP aumentam acentuadamente. Foi desenvolvida uma vacina termoestável contra o RPV para proteção dos caprinos contra o PPRV (Stem, 1993; Abubakar *et al.*, 2011; Baron *et al.*, 2011). A vacina homóloga contra o PPRV, atenuada após 63 passagens em células Vero, foi utilizada posteriormente e produziu uma imunidade sólida durante 3 anos

(Diallo *et al.*, 1995; Abubakar *et al.*, 2011; Baron *et al.*, 2011). Verificou-se que esta vacina homóloga de PPRV era segura em condições de campo, mesmo para animais prenhes, e induziu imunidade em 98% dos animais vacinados (Diallo *et al.*, 1995; Abubakar *et al.*, 2011; Baron *et al.*, 2011). A vacina foi experimentada para proteção do gado contra o VPR e foi considerada muito eficaz (Couacy-Hymann *et al.*, 1995; Abubakar *et al.*, 2011; Baron *et al.*, 2011). As sementes da vacina contra o VPRP estão disponíveis através do Centro Pan-Africano de Vacinas Veterinárias (PANVAC) em Debre Zeit, Etiópia, para África, ou através do CIRADEMVT em Montpellier, França, para outras áreas (FAO, 1999).

O facto é que tanto as vacinas heterólogas como as homólogas requerem cadeias de frio eficazes e são necessários custos elevados para realizar uma campanha de vacinação com elas. Para reduzir os custos da vacinação, seria aconselhável utilizar não só uma vacina termorresistente, mas também uma vacina polivalente para o controlo de outra doença importante juntamente com o PPRV. A termoestabilidade da atual vacina homóloga contra o PPRV foi dramaticamente melhorada através de um novo processo de liofilização e da adição de agentes estabilizadores (Worrwall *et al.*, 2001; Abubakar *et al.*, 2011).

Embora todas as vacinas mencionadas sejam eficazes, ainda não foi estabelecida uma abordagem coordenada ou sistemática para o controlo do PPRV (Baron *et al.*, 2011). O problema é que o perfil de anticorpos dos animais vacinados é o mesmo que o dos animais que recuperaram da infeção por PPRV (Baron *et al.*, 2011). Uma vacina DIVA (diferenciação de animais infectados de vacinados) e ferramentas de diagnóstico associadas ajudariam neste aspeto, bem como contribuiriam para o controlo da propagação do PPRV que ocorre através do comércio de animais, uma vez que seria possível ter uma ferramenta de diagnóstico definitiva para uma infeção por PPRV num bando. As respostas dominantes dos anticorpos na infeção são devidas à glicoproteína de superfície H e à proteína N do nucleocapsídeo, embora apenas a primeira neutralize o vírus. Um tipo possível de vacina DIVA é, por conseguinte, uma forma recombinante de outro vírus concebido para expressar a proteína H do PPRV, uma vez que esta deve proporcionar proteção; os anticorpos contra a proteína N do PPRV seriam então um marcador da infeção pelo PPRV (Parida *et al.*, 2007; Banyard *et al.*, 2010; Baron *et al.*, 2011). Foram produzidas formas recombinantes de estirpes vacinais do vírus da varíola caprina que deverão proporcionar uma proteção simultânea contra ambas as doenças, embora ainda não tenham sido realizados ensaios de campo. Alguns laboratórios estão a investigar a utilização de varíola recombinante e adenovírus para expressar glicoproteínas de PPRV como vacinas DIVA alternativas (Diallo *et al.*, 2002; Berhe *et al.*, 2003; Chen *et al.*, 2010; Baron *et al.*, 2011). Qualquer uma destas vacinas teria a vantagem adicional sobre a vacina atenuada contra o PPRV de ser menos lábil ao calor, embora a experiência adquirida durante a campanha de erradicação do RPV tenha mostrado que boas técnicas de liofilização poderiam fornecer preparações de vacinas altamente estáveis, eliminando essencialmente a necessidade de uma cadeia de frio para a entrega da vacina (House e Mariner, 1996).

A vacina contra o VPR tem sido utilizada para o controlo do VPRP no Sudão há muitos anos. No entanto, as campanhas de vacinação contra o RPV (peste bovina) foram recentemente interrompidas para que os países africanos fossem considerados livres de RPV. Paralelamente à campanha contra a peste bovina, foi estabelecida em 2002 a vacinação contra o PPRV utilizando uma vacina homóloga produzida localmente no Instituto de Investigação Veterinária de Soba (SVRI). Foi estabelecido um plano de controlo do PPRV, mas não são realizadas campanhas de vacinação organizadas (Intisar *et al.*, 2009). O baixo número de animais vacinados contra o PPRV no Sudão pode não conduzir a uma contenção e controlo eficazes do PPRV, tendo em conta o elevado número de hospedeiros susceptíveis no Sudão. Apenas 6 489 000 animais foram vacinados em 2011 (dados do inquérito por questionário). O número de animais vacinados de 2005 a 2008 é apresentado no quadro 5. A vacinação contra o PPRV também tem sido utilizada na Somália para controlar o PPRV; a vacinação em anel foi implementada em 2009 para evitar uma maior propagação do vírus (USAID, 2010; Banyard *et al.*, 2010). A vacinação, juntamente com a quarentena, também foi utilizada para impedir a propagação contínua do PPRV no Quénia (Wamwayi *et al.*, 1995; FAO, 2008; Banyard *et al.*, 2010). Embora não tenha sido confirmado por diagnóstico laboratorial, o PPRV também foi observado na Etiópia em 2008 e 2009 e a vacinação foi efectuada juntamente com os programas de vacinação CCPP (USAID, 2010; Gopilo, 2005). Apesar das baixas taxas de mortalidade e morbilidade causadas pelo PPRV em Marrocos, os seus surtos foram de grande importância para o comércio entre Marrocos e a Argélia e Espanha. Por conseguinte, para impedir a propagação do PPRV em Marrocos, foram implementados programas de vacinação rápida, tendo sido vacinados cerca de 20,6 milhões de ovinos e caprinos (Nardi *et al.*, 2011).

Quadro 5: Número de pequenos ruminantes vacinados contra o PPRV no Sudão no período de 2005 a 2008 (MARF, 2009)

Estados/anos	2005	2006	2007	2008
Norte	0	0	4.800	0
Rio Nilo	144.954	245.678	16.007	19.421
Cartum	86.195	2.225	71.249	21.861
Mar Vermelho	0	0	0	0
Algdarif	262.160	233.450	580.870	96.800
Kassala	110.239	157.747	192.500	132.694
Algazeera	162.165	143.181	356.688	40.220
Nilo Branco	218.500	270.720	169.700	108.600
Nilo Azul	41.235	145.529	257.800	119.000

Sinnar	184.250	185.000	160.500	78.800
Cordofão do Norte	67.600	43.900	57.268	25.900
Cordofão do Sul	179.000	25.700	35.000	0
Cordofão Ocidental	234.450	0	0	0
Darfur do Norte	74.900	31.862	175.206	16.730
Darfur do Sul	16.000	65.039	70.100	36.800
Darfur Ocidental	0	5.900	1.860	500
Total	**1.781.648**	**1.555.931**	**2.149.548**	**697.326**

2.3.13. Tratamento da infeção por PPRV

Como para todos os vírus, não existe quimioterapia contra a PPRV. No entanto, as taxas de mortalidade podem ser reduzidas pela utilização de medicamentos que controlam as complicações bacterianas e parasitárias. Especificamente,

A oxitetraciclina e a clortetraciclina são recomendadas para prevenir infecções pulmonares secundárias. O soro hiperimune, que pode ser obtido a partir de bovinos hiperimunizados contra a peste bovina, e os cuidados de apoio, incluindo a fluidoterapia, também podem diminuir a perda de mortes devido à desidratação e ao subsequente desequilíbrio eletrolítico. As lesões à volta dos olhos, narinas e boca devem ser limpas e deve ser prestada uma boa assistência de enfermagem (Wosu, 1989; Radostits *et al.*, 2007; Dilli *et al.*, 2011).

2.3.14. Erradicação do PPRV

Tal como o RPV, existe apenas um serótipo de PPRV. Estão disponíveis ferramentas de diagnóstico sensíveis e específicas para o PPRV e uma vacina homóloga atenuada segura e sólida (Baron *et al.*, 2011). No entanto, é opinião generalizada que alguns factores favoreceram a erradicação do VPR. Esses factores foram: uma vacina fiável, segura e sólida que continha todas as estirpes de VPR; a disponibilidade de ferramentas de diagnóstico simples e eficazes; um período infecioso curto da VPR sem persistência ou estado de portador; transmissão apenas por contacto próximo; imunidade de longa duração após uma única vacinação e um incentivo económico para a participação local e nacional e para o cumprimento do programa (Baron *et al.*, 2011). A experiência durante o programa de erradicação do VPR mostrou que a importância da vacinação epidemiologicamente direcionada, a vigilância extensiva e contínua para garantir a ausência contínua da doença e a preparação de planos de contingência adequados para a reemergência ou reintrodução do vírus eram importantes. Também foi considerado de importância crítica o facto de o programa ser limitado no tempo, o que pressionou os países a estabelecerem claramente que estavam livres da peste bovina até uma determinada data (Baron *et al.*, 2011). Considerando a situação da PPRV, é evidente que muitos dos requisitos para a sua erradicação estão disponíveis e poderiam ser empregues como no caso da RPV. Os programas de controlo e a eventual erradicação seriam melhorados com o desenvolvimento de uma vacina DIVA e de ferramentas de diagnóstico associadas. Um importante requisito pendente é o conhecimento epidemiológico sobre a distribuição da PPRV e, particularmente, sobre o papel desempenhado pela vida selvagem na transmissão da PPRV (Baron *et al.*, 2011). O VPR foi regularmente observado em muitas espécies diferentes de animais selvagens, incluindo búfalos, girafas e várias espécies de antílopes (Kock *et al.*, 1999). A vacinação dos rebanhos de gado contra o VPR levou ao desaparecimento da peste bovina também das populações de animais selvagens, mostrando que estes não estavam a atuar como reservatórios de infeção, o que teria tornado a erradicação extremamente difícil; os animais selvagens estavam antes a ser infectados pelo vírus que circulava no gado doméstico. É essencial compreender plenamente o papel da fauna selvagem na propagação e na manutenção potencial da peste bovina.

PPRV no ambiente, a fim de poder iniciar estratégias de controlo bem sucedidas (Baron *et al.*, 2011).

2.3.15. A importância económica da doença

O PPRV é atualmente considerado um dos principais agentes patogénicos animais transfronteiriços que constituem uma ameaça significativa para a produção animal nos países em desenvolvimento. Nas zonas afectadas pela doença, a PPR é considerada um fator limitante importante para o desenvolvimento da indústria dos pequenos ruminantes. Isto é especialmente evidente em muitos países de África e da Ásia, onde os ovinos e caprinos desempenham um papel integral na agricultura sustentável e no emprego (Baron *et al.*, 2011). Os impactos económicos potenciais e reais dos surtos de PPR são extremamente elevados e o impacto da doença nos sectores mais pobres da sociedade é desproporcionado, reflectindo uma dependência intrínseca da criação de ovinos e caprinos (Baron *et al.*, 2011). Os seus impactos económicos reflectem-se na capacidade da PPR de provocar uma morbilidade elevada, que varia entre 50% e 90%, e na sua taxa de letalidade que atinge 55% a 85% nos caprinos, 10% nos ovinos e 50% nos camelos (Radostits *et al.*, 2007; Khalafalla *et al.*, 2010). Dhar *et al.* (2002) referiram que a morbilidade e a mortalidade podem atingir 90% a 100%, respetivamente, e quando associadas a outras doenças, como o capripox, a mortalidade pode ser de 100%. Os antílopes e outras espécies de pequenos ruminantes selvagens, bem como os camelos, também podem ser gravemente afectados pelo PPRV (Abu Elzein *et al.*, 2004; Bailey *et al.*, 2005; Khalafalla *et al.*, 2010) e, consequentemente, as receitas económicas provenientes da caça e do turismo são reduzidas. Embora a PPR continue a ser a principal doença mortal dos pequenos ruminantes na maioria dos países africanos, asiáticos e do Médio Oriente, tal como reconhecido num inquérito internacional, foram realizados poucos estudos económicos sobre esta doença (Perry *et al.*, 2002; Berhe, 2006; Abubakar *et al.*, 2011; Baron *et al.*, 2011). Devido à confusão com outras doenças, os impactos económicos da PPR são provavelmente subestimados, mas acredita-se que a PPR é um dos maiores constrangimentos da criação de pequenos ruminantes nos trópicos (Gopilo, 2005; Abubakar *et al.*, 2011; Baron *et al.*, 2011). Partindo do pressuposto de que as cabras sofrem um surto de 5 em 5 anos, Opasina e Putt (1985) estimaram um montante anual que varia entre 2,47£ por cabra com perdas elevadas e 0,36£ por cabra com perdas mais baixas. As perdas devidas à PPR na Nigéria foram estimadas em 1,5 milhões de dólares por ano (Hamdy *et al.*, 1976; Gopilo, 2005; Abubakar *et al.*, 2011; Baron *et al.*, 2011). A perda económica devida apenas ao PPRV na Índia foi estimada anualmente em 1 800 milhões de rupias indianas (39 milhões de dólares) (Bandyopadhyay, 2002; Gopilo, 2005; Chauhan *et al.*, 2009; Abubakar *et al.*, 2011; Baron *et al.*, 2011). Uma análise económica para avaliar os benefícios da vacinação contra a PPR no Níger revelou que esse programa era altamente benéfico, com um valor atual líquido (VAL) previsto de 24 milhões de USD em cinco anos, após um investimento de dois milhões de USD (Gopilo, 2005; Abubakar *et al.*, 2011; Baron *et al.*, 2011). Após a confirmação da PPR no Quénia em 1992, o vírus propagou-se rapidamente no país, onde tem sido associado a consequências socioeconómicas graves para a segurança alimentar e com impacto nos meios de subsistência da população local. As taxas de mortalidade variaram consoante a idade do animal, com 100% de mortalidade nos cabritos, 40% nos animais jovens e 10% nos animais adultos. Entre 2006 e 2008, estima-se que mais de 5 milhões de animais tenham sido afectados em todo o Quénia, tendo mais de metade dos animais infectados sucumbido à doença. Pensa-se que a perda anual atribuída à PPR no Quénia seja atualmente superior a 15 milhões de dólares. Contudo, o financiamento inadequado, as reservas limitadas de vacinas disponíveis, a falta de pessoal formado para coordenar os programas de vacinação, os confrontos tribais, a seca e a mobilidade das comunidades pastoris envolvidas continuam a tornar problemáticas as tarefas de controlo (Wamwayi *et al.*, 1995; FAO, 2008; Banyard *et al.*, 2010; Baron *et al.*, 2011).

O PPRV espalhou-se agora pelo Uganda e pela Tanzânia e, o que é extremamente preocupante, espalhou-se recentemente por toda a extensão da Tanzânia em direção à sua fronteira sul com Moçambique. Isto coloca em grave risco muitos milhões de ovinos e caprinos em vários países da África Austral (Zâmbia, Zimbabué, Moçambique, Malawi, Botsuana e África do Sul), onde a PPR nunca tinha sido notificada anteriormente (Baron *et al.*, 2011).

2.3.16. Análise filogenética do PPRV

Com base na análise filogenética dos morbilivírus, pensava-se que os bovinos, ao serem domesticados, teriam transmitido aos seres humanos um morbilivírus, progenitor do RPV moderno, que acabou por evoluir para o MV. Do mesmo modo, os carnívoros podem ter contraído uma infeção por morbilivírus das suas presas ruminantes, que depois evoluiu para CDV (Barrett e Rossiter, 1999; Abu bakar *et al.*, 2011). O MV e o RPV são descritos como intimamente relacionados, e o CDV e o vírus da cinomose focina são os vírus mais distantemente relacionados com o MV e o RPV entre os morbilivírus (Barrett e Rossiter, 1999; Abu bakar *et al.*, 2011). O PPRV apresenta as caraterísticas típicas dos vírus do género Morbillivirus da família Paramyxoviridae. O PPRV não é apenas um vírus distinto, mas pode estar menos estreitamente relacionado com o RPV do que o MV com o RPV. Outros três membros do género Morbillivirus (MV, CDV e RPV) indicam que podem ocorrer naturalmente estirpes de patogenicidade variável (Abu bakar *et al.*, 2011).

As análises comparativas das sequências de isolados/estirpes de PPRV são efectuadas utilizando as sequências relacionadas disponíveis no GenBank a nível de nt e aa, com várias estirpes ou isolados de PPRV (Balamurugan *et al.*, 2010; Olivier *et al.*, 2011). Na análise da sequência múltipla da proteína N, verificou-se que treze dos resíduos de prolina têm posições idênticas observadas em todos os morbilivírus (Muthuchelvan *et al.*, 2006). Cinco resíduos de triptofano e um de cisteína conservados em todos os isolados de PPRV da Ásia e da Nigéria também são normalmente observados (Diallo *et al.*, 1987). Um sinal de localização nuclear (NLS) e um sinal de exportação nuclear (NES) foram identificados na proteína N do vírus do sarampo, do vírus da peste bovina e da esgana canina, bem como no PPRV (Sato *et al.*, 2006; Chard *et al.*, 2008; Balamurugan *et al.*, 2010).

No alinhamento de sequências múltiplas da proteína M, um total de cinco resíduos de cisteína, 14 de prolina e 20 de glicina da proteína M são conservados em todos os morbilivírus. Na região variável (posições aa em 195-214), apenas quatro alterações aa foram observadas entre isolados asiáticos e nigerianos de PPRV (Muthuchelvan *et al.*, 2006a; Balamurugan *et al.*, 2010). A análise revelou uma semelhança de 98,8-100% e 98,2-99,7% entre a linhagem asiática IV e 92,298,6% e 95,5-97,5% com outras linhagens de PPRV a nível de nt e aa, respetivamente. Também foram observadas substituições únicas nas posições K301R e R304K em todos os PPRVs em comparação com outros morbilivírus (Balamurugan *et al.*, 2010).

Na análise da sequência da proteína F, uma sequência de clivagem de consenso proposta no PPRV como GRRTRR é frequentemente observada nas posições 103-108 (Meyer e Diallo, 1995; Balamurugan *et al.*, 2010). Previsivelmente, a região do produto de clivagem F1 (os últimos 438aa de F0) é perfeitamente conservada entre estirpes de PPRV. Os três locais de glicosilação (G1-G3) identificados (NLS aa 25-27, NIT aa 57-59 e NCT aa 63-65) na subunidade F2 dos isolados nigerianos de PPRV são também conservados entre os morbilivírus, incluindo o PPRV. A estrutura do fecho de correr de leucina (na posição 459-480) também é conservada em todas as estirpes de PPRV. Foram observadas substituições únicas nos isolados de PPRV nas posições E243D e S304A em comparação com outros morbilivírus. No domínio não conservado (aa 485-517), que inclui uma sequência de membrana de ancoragem hidrofóbica (aa 485-502), apenas se observaram duas variações de aa (no ICV 89 três aa) entre as linhagens asiáticas e africanas de PPRV (Meyer e Diallo, 1995; Dhar *et al.*, 2006; Balamurugan *et al.*, 2010). Um total de 12 resíduos de cisteína (exceto no isolado ICV 89) são conservados nos morbilivírus, o que indica o papel vital deste aa na manutenção da estrutura terciária (Barrett *et al.*, 1993a). Foram observadas variações de sequência entre diferentes estirpes/isolados de PPRV pertencentes a diferentes linhagens. Os PPRV isolados de

O Senegal, o Sudão e a Nigéria foram agrupados como linhagem I, enquanto os isolados da Costa do Marfim e da Nova Guiné foram agrupados como linhagem II. Os isolados de Omã, do Sudão e um isolado da Índia (TN/92) foram agrupados como vírus da linhagem III (Shaila *et al.*, 1996; Dhar *et al.*, 2002; Balamurugan *et al.*, 2010). Os vírus que circulam em Israel, Arábia Saudita, Paquistão, Nepal, Bangladesh, Irão, Iraque, Índia, Tibete e China foram agrupados como linhagem IV (Shaila *et al.*, 1996; Wang *et al.*, 2009; Balamurugan *et al.*, 2010).

A proteína H do PPRV é uma glicoproteína de tipo II com uma âncora proximal N-terminal (resíduos 35-58), semelhante a outros morbilivírus, e tem sítios potenciais para a glicosilação ligada a 44 esparaginas (N) em quatro posições (aa 175-178; aa215-218; aa279-281; aa395-398). Presume-se que seis dos sete resíduos são importantes para as interações do recetor H-SLAM do vírus do sarampo e são conservados no isolado nigeriano e noutros isolados de PPRV (Y529, D530, R533, F552, Y553 e P554) (Chard *et al.*, 2008; Balamurugan *et al.*, 2010).

A classificação das estirpes de PPRV foi efectuada através da sequenciação dos genes F e N, conforme apresentado no quadro 6 (Forsyth e Barrett, 1995; Shaila *et al.*, 1996; Couacy-Hymann *et al.*, 2002; Balamurugan *et al.*, 2010; Olivier *et al.*, 2011). Dos quatro grupos de filogenia, 3 estão localizados em África. O quarto grupo é o único presente no subcontinente indiano, mas também coexiste com o grupo III da África Oriental no Médio Oriente e também foi recentemente isolado, detectado e caracterizado em África (Berhe, 2006; Olivier *et al.*, 2011). Seguindo esta nomenclatura, os conjuntos de primers do gene N (Couacy-Hymann *et al.*, 2002) classificaram os vírus da África Ocidental do Senegal, Guiné, Guiné-Bissau, Costa do Marfim e Burquina Faso como pertencentes à linhagem I. Os isolados derivados do Gana, Mali e Nigéria formam a linhagem II e os detectados na Etiópia e no Sudão são da linhagem III. Os dados derivados do material genético F inverteram a classificação dos isolados das linhagens I e II e, historicamente, esta diferença tem-se mantido (Shaila *et al.*, 1996). Não é claro se esta variedade de linhagens tem alguma relação com a patogenicidade ou se é apenas um resultado da especiação geográfica. Estudos recentes com isolados da linhagem IV estreitamente relacionados sugeriram que o gene N é mais divergente e, por conseguinte, mais adequado para a distinção filogenética entre vírus em circulação estreitamente relacionados (Olivier *et al.*, 2007).

Quadro 6: Estirpes e sequências de PPRV (género *Morbillivirus*) recuperadas do GenBank, África, 2000 - 2009 (Olivier *et al.*, 2011)

Linhagem	Origem	Ano de isolamento	Fonte	Número de acesso ao GenBank.	
				N gene	Gene F
I	Senegal	1968	ISRA/Senegal	DQ840165	NA
III	Sudão	1972	CVRL/Sudão	DQ840158	NA
II	Nigéria	1975	IAH/UK	DQ840161	NA
II	Nigéria	1975	IAH/UK	DQ840162	NA
II	Nigéria	1975	IAH/Reino Unido; CIRAD/França	DQ840160	X74443
II	Nigéria	1976	IAH/UK	DQ840163	NA
II	Nigéria	1976	1IAH/UK	DQ840164	EU267274

II	Gana	1978	IAH/UK	DQ840167	NA
II	Gana	1978	IAH/UK	DQ840166	NA
III	Omã	1983	IAH/UK	DQ840168	NA
III	Emirados Árabes Unidos	1986	AAZA/UAE	DQ840169	NA
I	Burquina Faso	1988	CIRAD/França	DQ840172	NA
I	Guiné	1988	CIRAD/França	DQ840170	NA
I	Costa do Marfim	1989	CIRAD/França	DQ840199	EU267273
I	Guiné-Bissau	1989	CIRAD/França	DQ840171	NA
IV	Israel	1993	KVI/Israel	DQ840173	NA
I	Senegal	1994	ISRA/Senegal	DQ840174	NA
III	Etiópia	1994	CIRAD/França	DQ840175	NA
IV	Índia	1994	NPRI/Índia	DQ840176	NA
IV	Índia	1994	CIRAD/França	DQ840179	NA
IV	Índia	1994	CIRAD/França	DQ840180	NA
IV	Índia	1995	CIRAD/França	DQ840177	NA
IV	Índia	1995	CIRAD/França	DQ840178	NA
IV	Índia	1995	CIRAD/França	DQ840182	NA
IV	Israel	1995	KVI/Israel	DQ840181	NA
III	Etiópia	1996	CIRAD/França	DQ840183	NA
IV	Turquia	1996	CIRAD/França	DQ840184	NA
IV	Índia	1996	IVRI/Índia	AY560591	GQ452015
IV	Camarões	1997	LANAVET/Camarões	HQ131960	NA
IV	Irão	1998	CIRAD/França	DQ840185	NA
IV	Irão	1998	CIRAD/França	DQ840186	NA
IV	Israel	1998	KVI/Israel	DQ840191	NA
IV	Israel	1998	KVI/Israel	DQ840188	NA
IV	Israel	1998	KVI/Israel	DQ840189	NA
IV	Israel	1998	KVI/Israel	DQ840190	NA
II	Mali	1999	LCV/Mali	DQ840192	NA
IV	Arábia Saudita	1999	CIRAD/França	DQ840195	NA
IV	Arábia Saudita	1999	CIRAD/França	DQ840197	NA
IV	Tajiquistão	2004	CIRAD/França	DQ840198	NA
IV	República Centro-Africana	2004	CIRAD/França	HQ131962	NA
IV	Índia	2005	CVSH/Índia	DQ267188	DQ267183
IV	Índia	2005	CVSH/Índia	DQ267191	DQ267186
IV	Índia	2005	CVSH/Índia	DQ267192	DQ267187
IV	Índia	2005	CVSH/Índia	DQ267189	DQ267184
IV	Índia	2005	CVSH/Índia	DQ267190	DQ267185
IV	China	2007	NEADDC/China	EU068731	EU816772
IV	China	2007	NEADDC/China	EU340363	EU815053
IV	Bangladesh	2009	DPBAU/Bangladesh	HQ131961	NA
II	Senegal	2010	ISRA/Senegal	HQ131963	NA
0	Quénia	2010	IAH/UK	Z30697	NA

ISRA, Institut Sénégalais de Recherches Agricoles; NA, número de acesso GenBank. não disponível; CVRL, Central Veterinary Research Laboratory; IAH, Institute For Animal Health; CIRAD, Centre de Coopération Internationale en Recherche Agronomique pour le Développement; AAZA, Al Ain Zoo and Aquarium, Al Ain/Abu Dhabi, Emirados Árabes Unidos; KVI, Kimron Veterinary Institute; NPRE, National Project on Rinderpest Eradication; IVRI, Indian Veterinary Research Institute; LANAVET, Laboratoire National Veterinaire; LCV, Laboratoire Central Vétérinaire; CVSH, College of Veterinary Science and Husbandry; NEADDC, National Exotic Disease Diagnosis Center; DPBAU, Department of Pathology

Bangladesh Agricultural University.

CAPÍTULO 3

3. MATERIAIS E MÉTODOS

3.1. Área de estudo

Este estudo foi realizado no Sudão, que é o maior país de África e o décimo maior país do mundo, cobrindo mais de 2,5 milhões de km^2 na altura em que o estudo foi realizado. Este país situa-se entre a latitude 4°N e 22°N. Faz fronteira com nove países africanos. Tem uma população de 42 milhões de cidadãos, que vivem maioritariamente em zonas rurais. As condições climáticas são diversas, com uma precipitação média (MAR) que varia entre menos de 25 mm no norte e 1600 mm no sul (Karrar *et al.*, 2006; ILRI, 2009; Fadlalla e Ahmed, 2010). A principal estação das chuvas decorre entre julho e setembro. As temperaturas médias diárias (MDT) variam entre um máximo de mais de 40°C no norte e um mínimo de 6°C em Jebal Marra, no oeste. Existem extensas planícies de pedra-ferro no sul, solos argilosos nas planícies centrais e areia no norte e no oeste, com algumas zonas montanhosas no sul, no leste e no oeste. A caraterística geográfica que define o Sudão é o rio Nilo. O Nilo Branco entra no Sudão a partir do Lago Vitória no Uganda e o Nilo Azul flui do Lago Tana na Etiópia; a confluência é na capital Cartum, de onde o Rio Nilo viaja para norte até ao Egito e ao Mar Mediterrâneo (MEPD, 2009; Fadlalla e Ahmed, 2010). O Sudão pode ser dividido em seis zonas agro-ecológicas: deserto com precipitação inferior a 75 mm, cobrindo 27% do país. O semi-deserto cobre 18% do país com uma precipitação entre 75 e 300 mm. A savana de baixa pluviosidade cobre 24% do país com uma pluviosidade entre 300 mm e 500 mm. A savana de alta pluviosidade cobre 11% do país com uma pluviosidade que varia entre 500 e 1600 mm. As montanhas cobrem 6% do país e incluem Jebel Marra, as montanhas de Nubba e Imatong e as colinas do Mar Vermelho. Por fim, a zona de inundação ou Sudd cobre 14% do país (Harrison e Jackson, 1958; MEPD, 2009; Fadlalla e Ahmed, 2010). Como apresentado na Figura 10, a região tem fronteiras nacionais com a Eritreia e a Etiópia a leste e com o Egito a norte. No Sudão, a região faz fronteira com Cartum, Gezira, os Estados do Nilo Branco e do Alto Nilo a oeste e a sul. A região cobre uma área de 368.704 km^2 (ONU, 2010). A região insere-se na zona climática Sudano-Saheliana de África. Os solos são escuros, pesados e profundos, do *tipo vertisol*. A precipitação anual concentra-se numa única estação de verão relativamente curta, de junho a setembro, e atinge cerca de 680 mm por ano. A temperatura varia entre um mínimo médio de 17°C em janeiro e um máximo médio de 40°C em abril e maio (Sulieman e Buchroithner, 2006). A região é rica em forragens, áreas de pastagem, subprodutos do sorgo e do sésamo, e em recursos hídricos (o Nilo Azul e os seus afluentes Dindir e El-Rahad). Porto Sudão, o principal porto de exportação de gado e produtos pecuários, está situado na região. Durante a estação das chuvas, a região dispõe de forragens abundantes e de água na zona norte de Butana. No verão, quando a água é escassa, as populações de ovinos concentram-se em torno do Nilo Azul, em grandes explorações agrícolas de sorgo e sésamo e em torno de *hafeers* (reservatórios artificiais de água) e de poços profundos. O sistema misto de agricultura e pecuária, o sistema nómada e o sistema semi-nómada predominam na região. As raças de ovelhas do deserto Dubassy, Gaash e Watiesh são criadas e produzidas na região para os mercados interno e externo (ILRI, 2009). A região tem uma população pecuária estimada em cerca de 13 370 764 animais, dos quais 4 991 763 são ovinos (Anónimo, 2008).

3.1.2. Região do Cordofão

Tal como apresentado na Figura 10, a região faz fronteira com o Estado do Norte a norte, com os Estados do Norte e do Sul do Darfur a oeste, com os Estados de Warrab e Unity a sul e com o Estado do Alto Nilo a sudeste e a leste, juntamente com os Estados do Nilo Branco e de Cartum. A região cobre uma área de 316.710 km^2 (ONU, 2010). Os tipos de solo são cerca de 55% areia ou *gouze*, 20% gerdud, 15% terra aluvial e 10% terra argilosa. A precipitação anual concentra-se numa única estação de verão relativamente curta, de junho a setembro, e a região beneficia de uma precipitação anual de 0 a 500 mm. A região insere-se nas savanas herbáceas e arborizadas; possui forragens abundantes e zonas de pastagem durante as estações das chuvas, durante as quais os animais são transportados pelos pastores para a parte norte da região, enquanto durante as estações secas os animais são transportados para a parte sul da região, até ao rio Bahar Al-Gazal. A agricultura e a pecuária representam cerca de 70% da atividade económica da região. A região pratica uma mistura de sistemas agrícolas, incluindo sistemas de produção animal nómadas, sedentários e semi-sedentários. As ovelhas do deserto Kabashi e Hamari, as principais raças criadas na região, são consideradas as melhores raças para ovinos vivos e a segunda melhor raça para carne. A maior parte das exportações de ovinos vivos e de carne para consumo local do Sudão provém desta região. Além disso, a maior parte das ovelhas de grande porte (peso vivo médio de 35-45 kg) e dos cordeiros de alta qualidade comprados durante os festivais religiosos anuais do Hajj e do Ramadão são originários da região do Cordofão (ILRI, 2009). A região tem uma população pecuária estimada em 24.665.761 animais, dos quais 10.131.693 são ovinos (Anónimo, 2008).

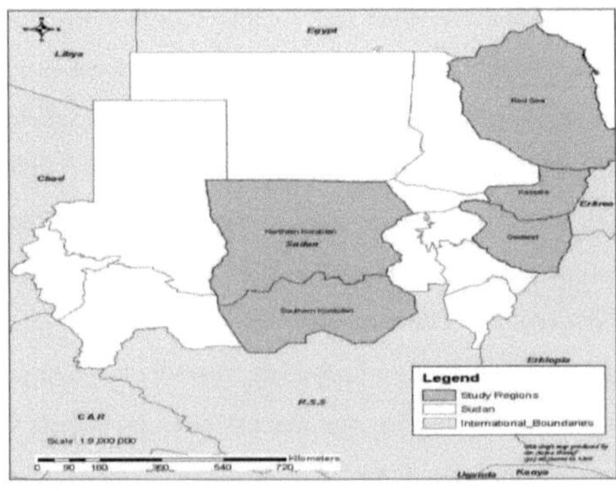

Figura 10: Mapa das regiões de estudo (MARF, 2011)

3.2. População do estudo

A população do estudo era constituída por todos os ovinos criados nas regiões de estudo do Leste e do Cordofão. Foram amostradas diferentes raças de ovinos de diferentes sistemas de produção (nómada, semi-nómada, sedentária e semi-sedentária), sistemas de criação e condições ecológicas. Normalmente, após a criação, os ovinos e caprinos são vendidos nos mercados locais e transportados para mercados secundários em Um-Durman, no Estado de Cartum, onde os animais são finalmente vendidos e levados para exportação de carne ou de animais vivos, com base na aprovação de que estão aptos para exportação por exames ante-mortem e post-mortem efectuados pelas autoridades legais. Os animais destinados à produção de carne são abatidos nos matadouros de Ganawah ou Kadarrow, enquanto os animais vivos são transportados para as quarentenas de Sawakin ou Porto-Sudão e depois expedidos para os mercados internacionais.

3.3. Tamanho da amostra

A dimensão efectiva da amostra para determinar a taxa de prevalência da PPR em ovinos nas regiões do Leste e do Cordofão foi calculada com base nos seguintes parâmetros: Nível de confiança de 95%, nível de precisão desejado de ±5%, a taxa de prevalência esperada de PPR em ovinos (Thrusfield, 2007). A taxa de prevalência da PPR em ovinos nas diferentes regiões do Sudão não foi substancialmente determinada em estudos anteriores. Por conseguinte, a dimensão da amostra neste estudo foi determinada assumindo uma taxa de prevalência esperada da PPR de 50% em ovinos nas regiões do Leste e do Cordofão. Utilizando a fórmula:

$$n = \frac{(1.96)^2 \times Pexp \times (1- Pexp)}{d^2}$$

onde:

n=tamanho de amostra pretendido

(1.(96) =constante

Pexp = taxa de prevalência prevista , 50%

d=precisão absoluta pretendida , ±5%

A dimensão da amostra necessária (n) foi determinada em 384 animais de cada região de estudo. Este número foi multiplicado por 4 para ter em conta o efeito da aleatoriedade e da representatividade em

estratégia de amostragem em várias fases com mais de dois níveis (Thrusfield, 2007). Assim, o n total foi de 3072 amostras de soro da região oriental e da região do Cordofão em conjunto.

2.4. Amostras

Foram colhidas duas amostras de soro dos animais das manadas selecionadas, tal como recomendado pelo OIE (2008). Foram colhidos cerca de 5 ml de amostra de sangue das veias jugulares utilizando tubos de vacutainer simples. Depois disso, os tubos foram mantidos numa posição inclinada e protegidos da luz solar direta até o sangue coagular e, em seguida, o soro foi separado. O soro separado foi transferido para frascos criogénicos estéreis e mantido a -20°C até ser processado.

2.5. Estratégia de amostragem e conceção do estudo

Foi utilizado um tipo de estudo epidemiológico transversal com uma estratégia de amostragem em várias fases, com três níveis hierárquicos de seleção. O primeiro nível de seleção foi a região, tal como apresentado na figura 10, em que as regiões foram selecionadas propositadamente com base no abastecimento dos mercados de animais. Só foram selecionadas as regiões consideradas importantes zonas interiores de abastecimento de ovinos, tanto para exportação como para os mercados internos, ao longo do ano. Dentro de cada região selecionada, foram selecionados aleatoriamente um Estado, 50% dos Estados da região do Cordofão e 35% dos Estados da região oriental, como se mostra na figura 11, e 50% das localidades de cada Estado selecionado, como se mostra na figura 12.

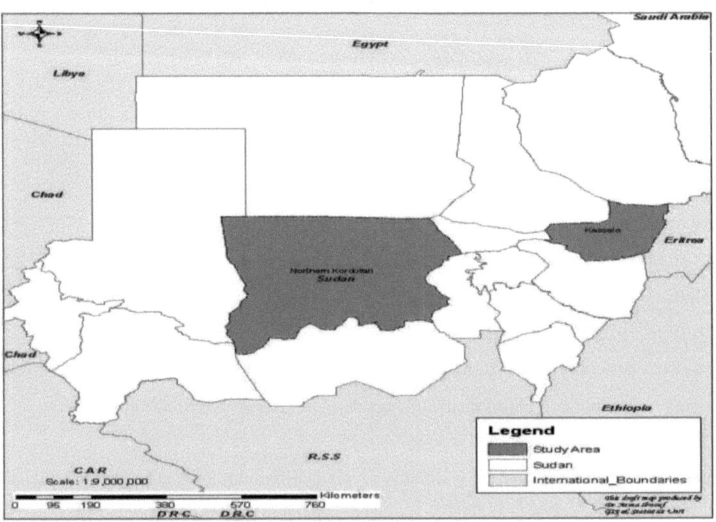

Figura 11: Mapa dos Estados selecionados nas regiões de estudo (MARF, 2011)

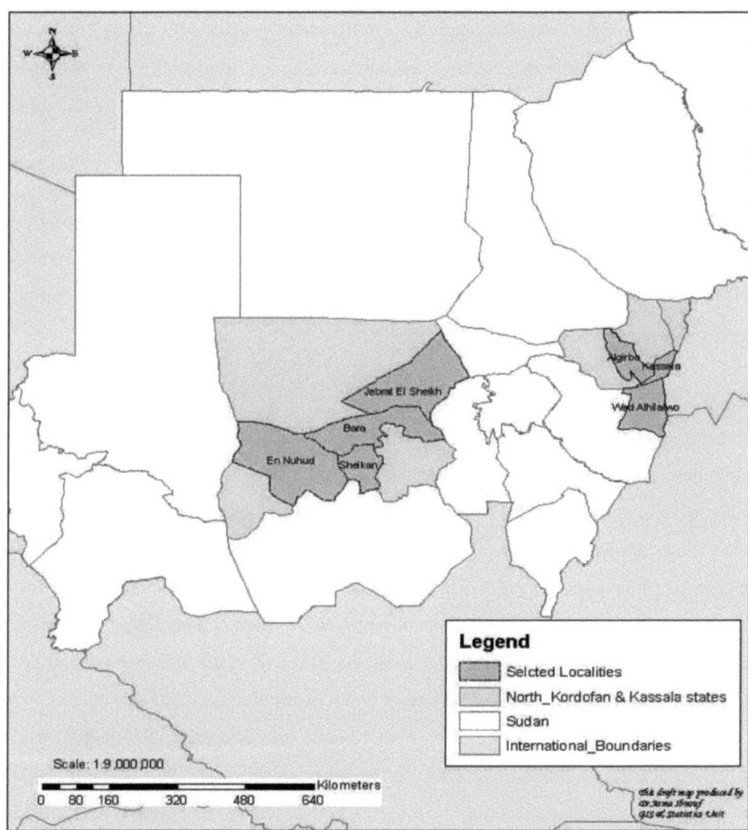

Figura 12: Mapa das localidades selecionadas em cada estado das regiões de estudo (MARF, 2011)

3.6. ELISA competitivo (cELISA) para deteção de anticorpos PPR

A deteção de anticorpos contra o PPRV foi efectuada utilizando kits PPR c-ELISA fabricados pelo Laboratório de Referência da FAO (CIRAD EMVT; Montpellier, França) e obtidos junto da BDSL, o agente distribuidor. O kit continha um manual do utilizador com fichas de informação, água destilada (30 mL),

PBS em pó (Sigma, IL), Tween-20 (100 mL), placas ELISA (Nunc, Maxisorp), conjugado HRPO anti-rato (2 mL), substrato, H_2O_2, pastilha OPD (30 mg), antigénio (1 mL), soro fortemente positivo (1 mL), soro fracamente positivo (1 mL), soro negativo (1 mL) e anticorpo monoclonal. O teste c-ELISA foi efectuado de acordo com o protocolo do kit e o manual fornecido com o mesmo.

3.6.1. Descrição e princípio

Os micropoços foram revestidos com a nucleoproteína (NP) recombinante purificada da PPR e lavados após a adsorção do antigénio. As amostras a testar e os controlos foram adicionados aos micropoços. Foram adicionados anticorpos anti-NP e monoclonais (MAb) e a mistura foi deixada a reagir com a placa revestida com antigénio; o anti-NP, se presente, formou um complexo anticorpo-antigénio. Após a incubação, a placa foi lavada para remover os anticorpos não ligados. A possível ligação do MAb foi detectada através da adição do conjugado específico do rato e do substrato. A ausência de reação cromogénica indicou a presença de anticorpos circulantes cuja especificidade foi definida pelo MAb em conclusão. Quando os soros testados não interferiram com a aderência do MAb, os poços foram corados conforme descrito por Libeau *et al.* (1992). c- Os reagentes e soluções ELISA são apresentados no anexo 1.

3.6.2. Procedimento de ensaio

Para o revestimento das microplacas, o antigénio PPR foi diluído a 1:100 em tampão fosfato salino (BPS) e foram adicionados 50 ul de antigénio PPR diluído a cada poço de uma placa ELISA. Em seguida, as placas foram tapadas e incubadas a + 4°C durante a noite ou colocadas num agitador durante uma hora. Em seguida, as placas foram lavadas três vezes com tampão de lavagem, foram adicionados 40 ul de tampão de bloqueio (BB), PBS 0,1% Tween 20 + 0,3% de soros negativos, a todos os alvéolos e foram adicionados mais 10 ul aos alvéolos de controlo monoclonal (F1, F2, G1, G2) e 60 ul aos alvéolos de controlo do conjugado (A1, A2). As colunas 1 e 2 foram utilizadas como controlo, tendo sido adicionadas 10 ul de soro de ensaio aos alvéolos de ensaio (duplicados verticais), 10 ul de soro de controlo fortemente positivo aos controlos (B1, B2, C1, C2), 10 ul de soro de controlo fracamente positivo aos controlos (D1, D2, E1, E2) e 10 ul de soro de controlo negativo aos controlos (H1, H2), como indicado na figura 4. Foram adicionados 50 ul de MAb (1:100 em BB) a cada alvéolo, exceto A1 e A2 (alvéolos de controlo do conjugado). As placas foram tapadas e incubadas a 37°C durante uma hora num agitador orbital, lavadas três vezes com tampão de lavagem e secas com papel absorvente. Em seguida, adicionaram-se 50 ul de conjugado HRPO anti-rato (1:100 em BB) a cada alvéolo e incubou-se a 37°C durante uma hora num agitador orbital. As placas foram lavadas três vezes com tampão de lavagem e secas. Foram adicionados a todos os poços 50 ul de cromogénio/substrato (4 ul de H2O2 adicionados a cada ml de OPD). As placas foram incubadas à temperatura ambiente sem agitação e evitando a luz direta durante 10 minutos. A reação foi interrompida pela adição de 50 ul de ácido sulfúrico 1M a cada poço. O OPD/H2O2 + H2SO4 numa coluna foi utilizado como branco. Os valores da densidade ótica (DO) foram lidos a 492 nm com um leitor de placas ELISA (Immunoskan BDSL, Thermo Lab. Systems, Finlândia). A disposição da placa cELISA para a PPR é a apresentada na figura 13. A absorvância foi convertida em percentagem de inibição (PI) utilizando a fórmula abaixo indicada com a ajuda do software ELISA Data Interchanges (EDI) fabricado pela FAO/IAEA.

$$PI = \frac{\text{Absorbance of the test wells}}{\text{Absorbance of the MAb control wells}} \times 100$$

3.6.1. Interpretação dos resultados cELISA

Qualquer amostra com uma percentagem de inibição média (PI) de:

< 50% considerado negativo,

51 - 80% considerados como fracamente positivos (WP),

> 81% considerado como fortemente positivo (SP).

Controlos

	1	2	3	4	5	6	7	8	9	10	11	12
A	CC	CC	S1	S5								S37
B	C++	C++	S1	S5								S37
C	C++	C++	S2									
D	C+	C+	S2									
E	C+	C+	S3									
F	Cm	Cm	S3									
G	Cm	Cm	S4									S40
H	C-	C-	S4									S40

Figura 13: Disposição das placas do ensaio cELISA para PPR

CC= Controlo do conjugadoC++= Positivo forte
C+= Positivo fracoCm= Controlo de anticorpos monoclonais
C= Controlo NegativoS=Amostra

3.7. Inquérito por questionário

Tal como apresentado no anexo 2, as perguntas dos questionários semi-estruturados foram administradas e discutidas, com base na vontade, com os proprietários e pastores de ovelhas. As introduções e esclarecimentos gerais sobre o assunto foram feitos imediatamente após a distribuição dos questionários e durante a discussão. As perguntas incluídas no questionário diziam respeito ao tamanho do rebanho, ao número de animais jovens, machos e fêmeas dentro do rebanho, ao número provável de animais envolvidos quando ocorrem surtos (taxas de morbilidade e mortalidade), às medidas tomadas quando se introduzem novos animais no rebanho, à raça dos animais criados, à mistura de diferentes espécies de gado, à mistura de rebanhos entre si nos pastos ou nos pontos de abeberamento, deslocação de um local para outro à procura de água e pasto, fonte de rendimento, sistema de criação praticado, frequência dos surtos de PPR, período(s) do ano em que ocorrem os surtos, fonte e acções para controlar os surtos de PPR a nível local, e conhecimentos e percepções gerais sobre a PPR, os seus sinais clínicos, o impacto nos seus animais, a sua atitude em relação à vacinação e o efeito dos movimentos dos animais na propagação da doença. As respostas às perguntas foram registadas assinalando as opções pré-escritas; podiam ser fornecidas informações adicionais nos espaços suplementares fornecidos.

Tal como apresentado no anexo 3, foram administrados questionários semi-estruturados aos veterinários, com base na sua disponibilidade. Estes questionários abordavam a ocorrência de surtos de PPR, a perceção dos factores de risco e as caraterísticas dos surtos. Foram feitas introduções e esclarecimentos gerais sobre o assunto imediatamente após a distribuição dos questionários. As perguntas incluíam a classificação das doenças e afecções dos animais mais importantes do ponto de vista económico, a base do diagnóstico e do controlo destas doenças classificadas e dos surtos de PPR, a frequência dos surtos de PPR, o(s) período(s) do ano em que os surtos ocorrem, as espécies, o sexo, o grupo etário e a raça mais susceptíveis à PPR, a origem e as acções para controlar os surtos de PPR a nível local, os problemas enfrentados na implementação de um programa de controlo de doenças e os conselhos para ajudar o MARF a controlar as doenças dos animais de forma mais eficiente. As respostas às perguntas foram registadas assinalando as opções pré-escritas; podiam ser fornecidas informações adicionais nos espaços suplementares fornecidos.

3.8. Gestão e análise de dados

Todos os dados recolhidos, como a idade, o sexo, a raça de cada animal e a localização durante a amostragem, bem como os resultados laboratoriais, foram introduzidos, codificados e armazenados eletronicamente numa base de dados Microsoft® Excel for Windows® 2007. O Statistical Package for Social Sciences (SPSS) para Windows® versão 18.0 (SPSS Inc., Chicago, Illinois) foi utilizado para todas as análises estatísticas adequadas.

Foram obtidas estatísticas descritivas das variáveis. Para cada variável (idade, sexo, raça e local), foram obtidas as frequências (número de observações dentro da variável) e as taxas de prevalência por marcação cruzada (número de amostras válidas positivas/número de indivíduos amostrados na variável).

As hipóteses de diferenças de faixa etária, raça, sexo e localidade entre animais positivos e negativos ao teste foram testadas primeiramente por meio de análise univariada pelo teste do qui-quadrado bicaudal. Numa segunda etapa, foi utilizado um modelo de regressão logística para avaliar a associação entre os potenciais factores de risco sexo, raça, estado e localidade e a variável de resultado estatuto serológico da PPR. A idade e os potenciais fatores de risco com $p < 0,20$ na análise univariada foram

foram incluídos no modelo de regressão. As associações no modelo de regressão logística foram consideradas significativas quando $p < 0,05$.

As opiniões, percepções e dados recolhidos junto dos veterinários, pastores e proprietários foram introduzidos, codificados e armazenados eletronicamente na base de dados Microsoft® Excel for Windows® 2007. Foram calculadas as frequências uni-variáveis (número de observações dentro da variável) e as respostas múltiplas. As associações hipotéticas entre alguns factores de risco recolhidos no inquérito por questionário e animais positivos ou negativos foram testadas, em primeiro lugar, através de um teste do qui-quadrado bicaudal. Numa segunda fase, tal como no caso dos dados demográficos dos efectivos, foi desenvolvido um modelo de regressão logística

Foram produzidos mapas de cloropletos utilizando o ArcGIS versão 9.1 (ESRI, Redlands, Califórnia) para mostrar i) as regiões de estudo ii) os estados de estudo selecionados em cada região iii) as localidades de estudo selecionadas em cada estado iv) as taxas de seroprevalência da PPR por estado e v) as taxas de seroprevalência da PPR por localidade.

CAPÍTULO 4

4. RESULTADOS

4.1. Frequências e distribuições das amostras de soro testadas para PPR nas regiões de estudo

No período de abril a julho de 2011, foi recolhido um total de 2642 amostras de soro de ovinos nos Estados do Cordofão do Norte e de Kassala. Destas, foram selecionadas aleatoriamente 820 amostras de soro para estimar a taxa de seroprevalência da PPR utilizando o cELISA. As frequências e distribuições das amostras de teste por estado, localidade, raça, idade e sexo são apresentadas no Quadro 7.

Quadro 7: Frequências e distribuições de amostras de soro testadas por estado, localidade, raça, idade e sexo para a PPR nos Estados do Cordofão do Norte e de Kassala (abril a julho de 2011)

Factores de risco e seus níveis	Número de amostras testadas	% de amostras testadas
Estado		
Cordofão do Norte	400	48.8
Kassala	420	51.2
Localidades		
Jebrat Al-Shiekh	100	12.2
Barra	100	12.2
Shiekan	100	12.2
Al-Khoway	100	12.2
Kassala	130	15.9
Wad Al-Hilaiwo	150	18.2
Al-Girba	140	17.1
Raças		
Kabashi	170	20.7
Hamari	211	25.7
Zaghawa	19	02.3
Garrafa	174	21.2
Dubassy	210	25.6
Gaash	36	04.5

Grupos etários (anos)		
<1	174	21.2
>1 - 2	123	15.1
>2 - 3	116	14.1
>3	407	49.6
Sexo		
Masculino	162	19.8
Feminino	658	80.2
Total	820	100

4.2. A taxa global de seroprevalência da PPR

Em geral, foram detectados anticorpos contra o PPRV em todas as localidades selecionadas nas regiões de estudo, com variações observadas nas taxas de seroprevalência entre diferentes grupos etários, raças e sexos, conforme apresentado na Tabela 8. A taxa de seroprevalência global foi de 70,2% (576/820) com um IC de 95% entre 67,1 e 73,3, utilizando o cELISA.

4.3. Taxa de seroprevalência da PPR nos Estados do Cordofão do Norte e de Kassala

As taxas de seroprevalência estimadas nos dois estados, com o estado do Cordofão do Norte a apresentar uma taxa de seroprevalência de 74,5% (298/400), com um IC de 95% entre 70,2 e 78,8, e o estado de Kassala a apresentar uma taxa de seroprevalência de 66,2% (278/420), com um IC de 95% entre 61,7 e 70,7, não foram estatisticamente significativas, tal como apresentado na Figura 14, na Figura 15 e no Quadro 8.

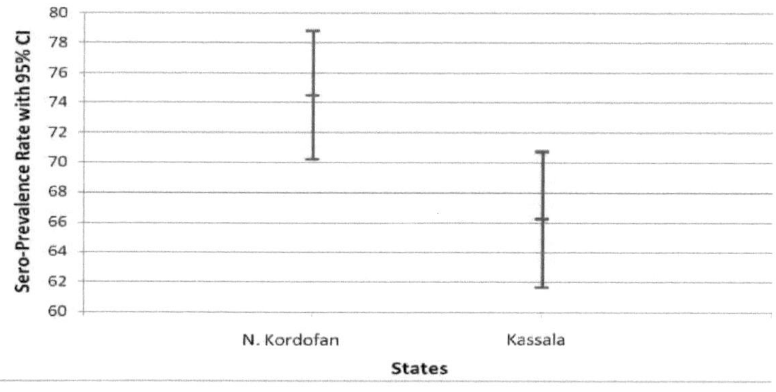

Figura 14: Estimativa das seroprevalências estaduais médias da PPR em ovinos nos Estados do Cordofão do Norte e de Kassala (abril a julho de 2011) com limites de confiança de 95%

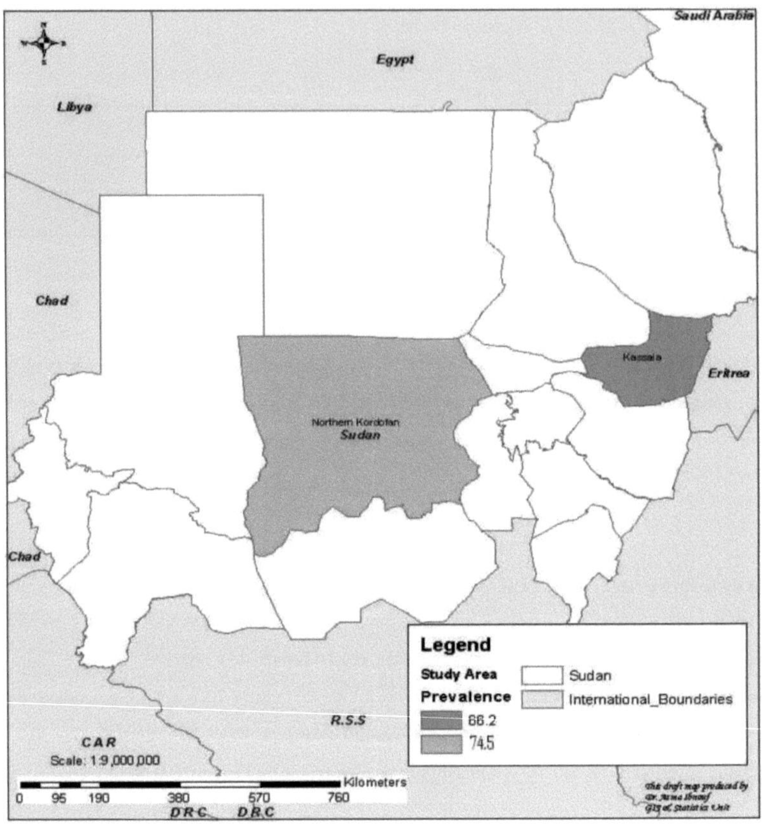

Figura 15: Mapa das taxas médias estaduais de seroprevalência da PPR em ovinos nos Estados do Cordofão do Norte e de Kassala (abril a julho de 2011) (MARF, 2011)

4.4. Taxa de sero-prevalência da PPR nas diferentes localidades inquiridas

Verificaram-se diferenças nas taxas de seroprevalência entre as diferentes localidades estudadas: As localidades de Jebrat Al-Shiekh e Shiekan apresentavam uma taxa de seroprevalência significativamente mais elevada do que as outras 5 localidades, como se pode ver nas figuras 16 e 17 e no quadro 8.

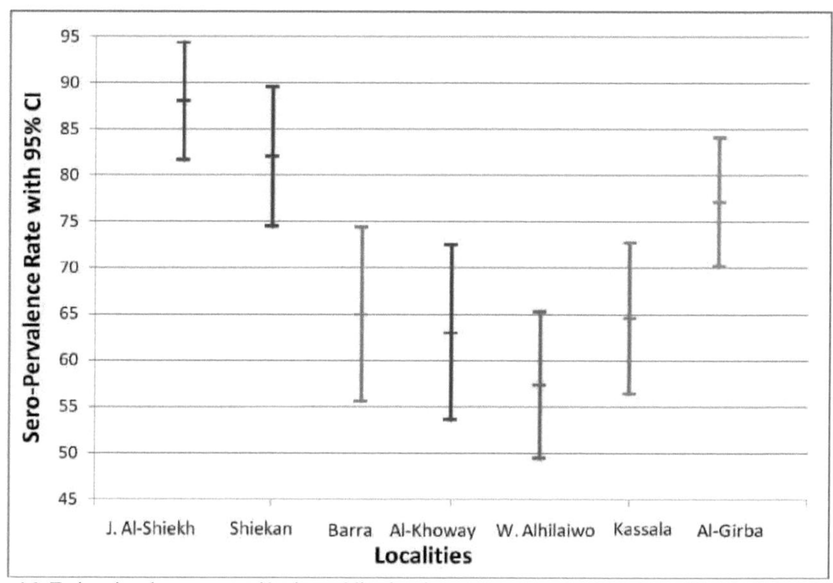

Figura 16: Estimativa das seroprevalências médias locais para a PPR em ovinos nas localidades estudadas nos Estados do Cordofão do Norte e de Kassala (abril a julho de 2011) com limites de confiança de 95%

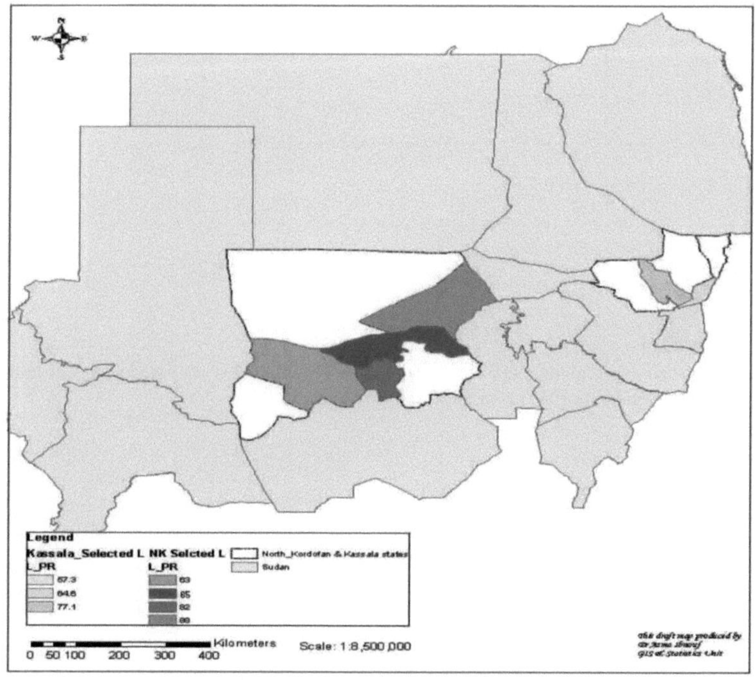

Figura 17: Mapa das taxas médias de seroprevalência local para a PPR em ovinos nos Estados do Cordofão do Norte e de Kassala (abril a julho de 2011) (MARF, 2011)

4.5. Taxa de sero-prevalência da PPR entre raças

Registaram-se diferenças nas taxas de seroprevalência estimadas entre as diferentes raças: As raças Garrage e Dubassy apresentavam taxas de seroprevalência mais baixas do que as outras raças. Por outro lado, a raça Zaghawa apresentava a taxa de prevalência mais elevada de 84,2% (16/19), com um IC de 95% entre 67,8% e 100%, enquanto que, em contraste, a raça Garrage apresentava a taxa de seroprevalência mais baixa de 62,1% (108/174), com um IC de 95% entre 54,9 e 69,3, conforme apresentado na figura 18 e no quadro 8.

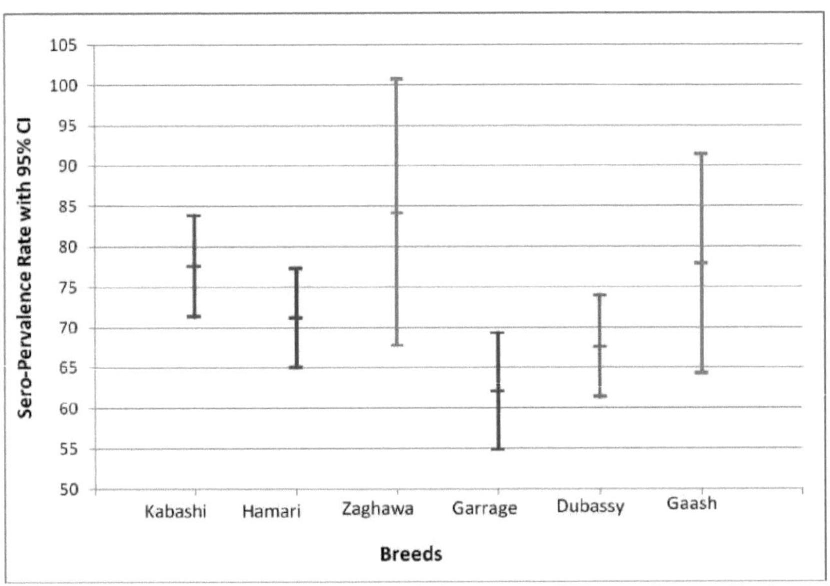

Figura 18: Estimativa das taxas de seroprevalência da raça para a PPR em ovinos nos Estados do Cordofão do Norte e de Kassala (abril a julho de 2011) com limites de confiança de 95

4.6. Taxa de sero-prevalência da PPR entre grupos etários

Não se registaram diferenças estatisticamente significativas nas taxas de seroprevalência entre os diferentes grupos etários. Os animais > 2 - 3 anos de idade apresentaram a maior taxa de prevalência de 72,4% (84/116), (IC 95% 64,3% - 80,5%), e os animais < 1 ano de idade apresentaram a menor taxa de prevalência de 65,5% (114/174), (IC 95% 58,4% - 72,6%), conforme apresentado na Figura 19 e na Tabela 8.

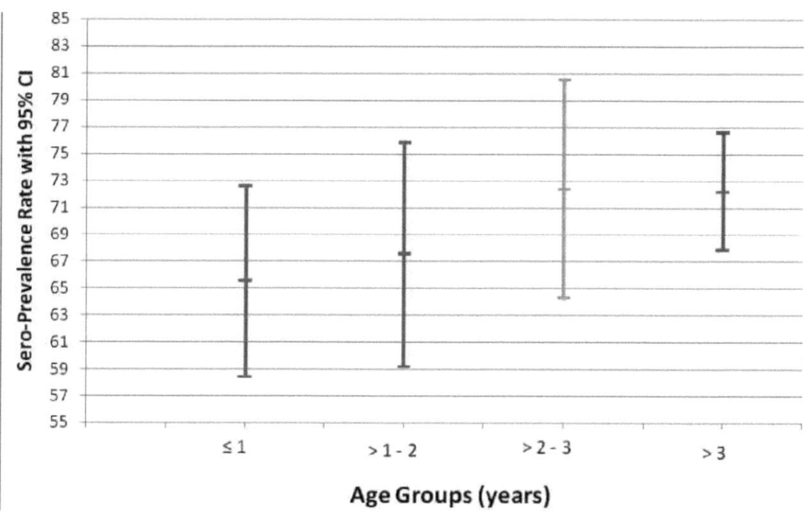

Figura 19: Estimativa das seroprevalências médias por grupo etário para a PPR em ovinos nos Estados do Cordofão do Norte e de Kassala (abril a julho de 2011) com limites de confiança de 95

4.7. Taxa de sero-prevalência da PPR em homens e mulheres

Entre os sexos, as taxas de sero-prevalência foram significativamente diferentes. As mulheres apresentaram uma taxa de prevalência mais elevada de 80,2% (IC 95% 77,2% - 83,2%), enquanto os homens apresentaram uma taxa de prevalência mais baixa de 19,80% (IC 95% 51,0% - 66,2%), conforme apresentado na Figura 20 enaTabela8.

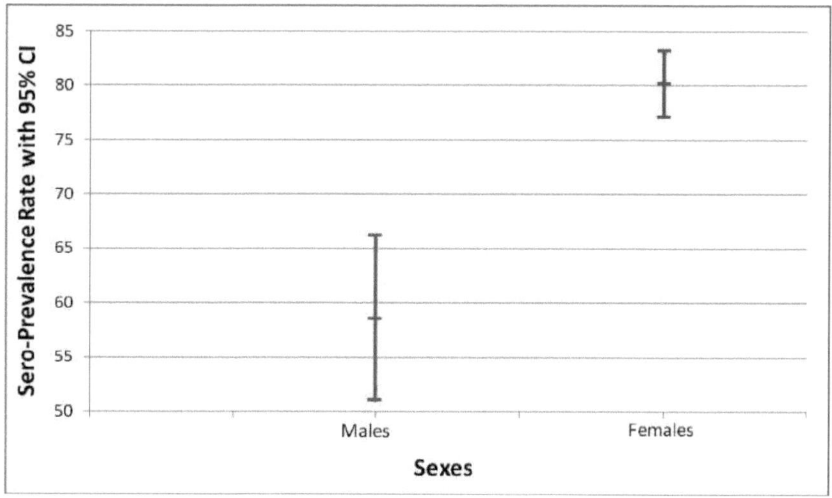

Figura 20: Estimativa das seroprevalências médias por sexo da PPR em ovinos nos Estados do Cordofão do Norte e de Kassala (abril a julho de 2011), com limites de confiança de 95%Tabela 8: Estimativa das taxas de seroprevalência da PPR por Estado, localidade, raça, idade e sexo nos Estados do Cordofão do Norte e de Kassala, de abril a julho de 2011

Factores de risco	Número de amostra testada	Número de amostras positivas	Sero Prevalência (%)	IC 95% Inferior - Superior
Estado				
Cordofão do Norte	400	298	74.5[a]	70.23 - 78.77
Kassala	420	278	66.2[a]	61.68 - 70.72
Localidades				
Jebrat Al-Shiekh	100	88	88.0[a]	81.63 - 94.37
Barra	100	65	65.0[b]	55.65 - 74.35
Shiekan	100	82	82.0[a]	74.47 - 89.53
Al-Khoway	100	63	63.0[b]	53.54 - 72.46
Kassala	130	84	64.6[b]	56.38 - 72.82
Wad Al-Hilaiwo	150	86	57.3[b]	49.38 - 65.22
Al-Girba	140	108	77.1[b]	70.14 - 84.06
Raças				
Kabashi	170	132	77.6[a]	71.33 - 83.87
Hamari	211	150	71.1[a]	64.98 - 77.22
Zaghawa	19	16	84.2[a]	67.80 - 100.6
Garrafa	174	108	62.1[a]	54.89 - 69.31
Dubassy	210	142	67.6[a]	61.27 - 73.93
Gaash	36	28	*77.8a*	64.22 - 91.38
Grupos etários (anos)				

<1	174	114	65.5[a]	58.44 - 72.56
>1 - 2	123	83	67.5[a]	59.22 - 75.78
>2 - 3	116	84	72.4[a]	64.27 - 80.53
>3	407	295	72.2a	67.85 - 76.55
Sexo				
Masculino	162	95	58.6[a]	51.02 - 66.18
Feminino	658	481	80.2[b]	77.16 - 83.24
Total/global	820	576	70.2	67.07 - 73.33

os diferentes sobrescritos indicam diferenças significativas a $p<0,05$

4.8. Resultados das associações univariadas com o estatuto de seropositividade à PPR

As proporções de seropositivos diferem entre algumas localidades, raças, grupos etários e entre machos e fêmeas. Na análise univariada utilizando o qui-quadrado, o estado (p-valor = 0,009), a localidade (p-valor = 0,000), a raça (p-valor = 0,019) e o sexo (p-valor = 0,000) foram significativamente associados ao estado positivo no cELISA para a infeção por PPR. No entanto, a idade (p-valor = 0,315) não foi significativamente associada a um estado positivo no cELISA para a PPR, conforme apresentado na Tabela 9.

Quadro 9: Associações univariadas de factores de risco com a positividade da PPR-sero no cELISA em ovinos nos Estados do Cordofão do Norte e de Kassala (abril a julho de 2011)

Factores de risco com níveis	Número de testados	Número de resultados positivos	% positivo	Qui-quadrado	df	valor de p
Estado				6.768	1	0.009
Cordofão do Norte	400	298	74.5			
Kassala	420	278	66.2			
Localidades				42.64	6	0.000
Jebrat Al-Shiekh	100	88	88.0			

Barra	100	65	65.0			
Shiekan	100	82	82.0			
Al-Khoway	100	63	63.0			
Kassala	130	84	64.6			
Wad Al-Hilaiwo	150	86	57.3			
Al-Girba	140	108	77.1			
Raças				13.53	5	0.019
Kabashi	170	132	77.6			
Hamari	211	150	71.1			
Zaghawa	19	16	84.2			
Garrafa	174	108	62.1			
Dubassy	210	142	67.6			
Gaash	36	28	77.8			
Grupos etários (anos)				3.546	3	0.315
<1	174	114	65.5			
>1 - 2	123	83	67.5			
>2 - 3	116	84	72.4			

>3	407	295	72.2			
Sexo				13.00	1	0.000
Masculino	162	95	58.6			
Feminino	658	481	80.2			

4.9. Resultados das associações univariadas entre o tamanho e a composição do efetivo e a PPR

As proporções de animais positivos para a PPR foram investigadas entre os tamanhos dos efectivos, o número de machos no efetivo, o número de fêmeas no efetivo e o número de animais jovens no efetivo. Na análise univariada, utilizando o qui-quadrado, apenas o número de machos no efetivo (p = 0,003) foi significativamente associado a um estatuto positivo para a PPR no teste cELISA. Em contraste, o tamanho do rebanho (p = 0,992), o número de fêmeas no rebanho (p = 0,852) e o número de animais jovens no rebanho (p= 0,192) não foram significativamente associados à seropositividade no cELISA, conforme apresentado na Tabela 10.

Quadro 10: Resultados das associações univariadas da dimensão do efetivo, do número de machos, fêmeas e animais jovens nos efectivos com a positividade cELISA da PPR-sero em ovinos nos Estados do Cordofão do Norte e de Kassala (abril a julho de 2011)

Factores de risco com níveis	Número de amostras	Número de positivos	% positivos	Qui-quadrado	df	valor de p
Tamanho do efetivo				0.265	4	0.992
<100	92	67	72.8			
>100 - 200	203	145	71.4			
>200 - 300	136	100	73.5			
>300 - 400	44	31	70.5			
>400	129	93	72.1			

Número de homens				11.647	4	0.003
<10	305	237	77.7			
>10 - 20	260	177	68.1			
>20 - 30	0	0	0			
>30 - 40	0	0	0			
>40	39	22	56.4			
Número de mulheres				1.352	4	0.852
<100	81	60	74.1			
>100 - 200	203	145	71.4			
>200 - 300	147	108	73.5			
>300 - 400	27	22	81.5			
>400	129	93	72.1			
N.º de jovens animais				4.741	4	0.192
<10	7	6	85.7			
>10 - 20	15	8	53.3			
>20 - 30	28	23	82.1			
>30 - 40	0	0	0			
>40	112	79	70.5			

4.10. Resultados das associações univariadas dos factores de risco de gestão dos efectivos com a PPR

As proporções de PPR-sero-positivos aparentemente variaram nos rebanhos, dependendo se o proprietário ou pastor comprou animais de fora para aumentar seu rebanho, pelas medidas tomadas ao introduzir novos animais após a compra, pelos sistemas de criação, pela mistura de rebanhos em pontos comunitários e pelo local onde os rebanhos são misturados. No entanto, a análise estatística revelou que nenhum dos factores estava significativamente associado (p<0,05) ao estado de positividade do cELISA para a PPR, conforme apresentado na Tabela 11.

Quadro 11: Resultados das associações univariadas dos factores de risco da gestão dos efectivos com a positividade da PPR-sero no cELISA em ovinos nos Estados do Cordofão do Norte e de Kassala (abril a julho de 2011)

Factores de risco com níveis	Número de amostras	Número de positivos	% Positivos	Chi quadrado	df	valor de p
Animais do exterior				1.101	1	0.294
Sim	310	218	70.3			
Não	294	218	74.1			
Introdução de medidas				1.167	3	0.761
Isolamento	150	108	72.0			
Dar drogas	37	24	64.9			
Apresentar imediatamente	123	86	69.9			
Não Introduzir	257	187	72.8			
Sistemas agrícolas				2.316	3	0.509
Sedentário	141	108	76.6			
Semi-Sedentário	224	162	72.3			
Semi-nómada	11	8	72.7			

Nómada	228	158	69.3			
Mistura com rebanhos				1.655	1	0.198
Sim	377	279	74.0			
Não	227	157	69.2			
Onde os rebanhos se misturam				0.268	2	0.605
Pontos de rega	51	36	70.6			
Pastagem	0	0	0			
Rega e pastagem	312	231	74.0			

4.11. Resultados da análise multivariada das associações com o estatuto de PPR-Sero-positivo

Os resultados da análise de regressão logística que avalia a relação combinada entre estados, localidades, raças, grupos etários e sexo com a reação positiva à PPR no estatuto de positivo ao cELISA para a PPR são apresentados no quadro 12. Os coeficientes de regressão (Exp(B)) expressam "odds ratios" (OR) (= a probabilidade aumentada ou diminuída (OR ^1) de ocorrência de seropositividade em comparação com a referência (OR = 1). Os factores significativamente associados ao aumento das probabilidades de ser positivo no teste cELISA foram as localidades (Jebrat Al-Shiekh, Barra e Al-Girba), o sexo (fêmeas), o número de machos (<10) e o número de animais jovens (>40) no efetivo. No entanto, as variáveis grupos etários e mistura de rebanhos foram forçadas a entrar neste modelo de regressão final.Quadro 12: Resultados das análises multivariadas das associações de factores de risco com a seropositividade cELISA da PPR em ovinos nos Estados do Cordofão do Norte e de Kassala (abril a julho de 2011)

Factores de risco com níveis	Número testado	Número de positivos (%)	Exp(B)	valor de p	IC 95% para Exp(B) Inferior - Superior
Localidades*					
Wad Al-Hilaiwo	150	86 (57.3)	Ref		
Jebrat Al-Shiekh	100	88 (88.0)	11.4	0.003	2.30 - 56.52
Barra	100	65 (65.0)	4.40	0.025	1.20 - 16.07

Shiekan	100	82 (82.0)	1.97	0.370	0.45 - 8.614
Al-Khoway	100	63 (63.0)	1.91	0.402	0.42 - 8.675
Kassala	130	84 (64.6)	1.10	0.738	0.62 - 1.968
Al-Girba	140	108 (77.1)	2.66	0.000	1.55 - 4.567
Raças					
Garrafa	174	108 (62.1)	Ref		
Kabashi	170	132 (77.6)	1.02	0.983	0.26 - 4.03
Hamari	211	150 (71.1)	1.12	0.640	0.70 - 1.78
Dubassy	210	142 (67.6)	2.59	0.051	0.99 - 6.73
Grupos etários (anos)					
<1	174	114 (65.5)	Ref		
>1 - 2	123	83 .(67.5)	1.10	0.723	0.66 - 1.83
>2 - 3	116	84 .(72.4)	1.42	0.197	0.83 - 2.44
>3	407	295 (72.2)	1.30	0.206	0.87 - 1.96
Sexo*					
Masculino	162	95 (58.6)	Ref		
Feminino	658	481 (80.2)	1.96	0.001	1.29 - 2.95
Número de homens*					
>40	39	22 (56.4)	Ref		
<10	305	237 (77.7)	2.80	0.006	1.35 - 5.83
>10 - 20	260	177 (68.1)	1.37	0.414	0.64 - 2.95
N.º de jovens* animal					
>10 - 20	15	8 (53.3)	Ref		
<10	7	6 (85.7)	3.99	0.262	0.36 - 44.67
>20 - 30	28	23 (82.1)	3.06	0.148	0.67 - 13.89
>40	112	79 (70.5)	4.42	0.014	1.36 - 14.38
Onde os rebanhos se misturam					
Pontos de rega	51	36 (70.6)	Ref		
Rega e Pastagem	312	231 (74.0)	1.32	0.345	0.74 - 2.33

* indica factores de risco significativos

4.12. Resultado do inquérito por questionário

4.12.1. Questionário para proprietários e criadores de gado

Foram administrados 39 questionários aos proprietários de ovinos e pastores e discutidos com eles. Estes questionários foram concebidos para recolher dados sobre os conhecimentos e as percepções dos proprietários de ovinos e dos pastores sobre a PPR, os seus sinais clínicos, o impacto nos seus animais, a sua atitude em relação à vacinação e o efeito dos movimentos dos animais na propagação da doença nas regiões de estudo. Foram simultaneamente recolhidas informações sobre potenciais factores de risco, como a espécie, a raça, a idade, o sexo, a localização, o sistema de produção e as práticas de gestão, que foram associadas à ocorrência da doença em cada sistema de produção e região. A taxa de resposta ao questionário foi de 100,0% (39/39). As frequências das informações gerais dos proprietários e dos pastores são apresentadas no Quadro 13. 29 inquiridos eram do Estado do Cordofão do Norte, enquanto 10 eram do Estado de Kassala. Todos os inquiridos eram do sexo masculino (100%; n = 39) e 66,7% (n = 26) deles não tinham instrução; 17,9% (n = 7) tinham frequentado o ensino primário, 2,6% (n = 1) o ensino secundário, 5,1% (n = 2) o ensino secundário, 7,7% (n = 3) eram licenciados e ninguém tinha recebido formação profissional. Nenhum (n = 0) inquirido tinha menos de 20 anos, 17,9% (n = 7) tinham entre 21 e 30 anos, 23,1% (n = 9) tinham entre 31 e 40 anos e a maioria, 59,0% (n = 23), tinha mais de 40 anos. No entanto, 20,5% (n = 8) dos inquiridos tinham menos de 10 anos de experiência, 17,9% (n = 7) tinham 11 a 20 anos de experiência, 20,5% (n = 8) tinham 21 a 30 anos de experiência e 41,1% (n = 16) tinham mais de 30 anos de experiência.Quadro 13: Frequências das informações gerais dos proprietários e dos pastores nos Estados do Cordofão do Norte e de Kassala (inquérito de abril a julho de 2011)

Factores de risco com níveis	Número	%
Estado		
Cordofão do Norte	29	74.4
Kassala	10	26.6
Sexo		
Masculino	39	100
Feminino	0	0
Idade (anos)		
< 20	0	0
21 - 30	7	17.9
31 - 40	9	23.1
> 40	23	59.0
Nível de escolaridade		
Sem instrução	26	66.7
Escola primária	7	17.9
Escola secundária	1	2.6
Escola secundária	2	5.1
Licenciado	3	7.7

Formação profissional	0	0
Anos de experiência		
< 10	8	20.5
11 - 20	7	17.9
21 - 30	8	20.5
> 30	16	41.1

4.12.2. Classificação das doenças animais economicamente importantes pelos proprietários e criadores

O quadro 14 apresenta a classificação das doenças e condições dos animais economicamente importantes pelos proprietários e pastores nos Estados do Cordofão do Norte e de Kassala. Foi pedido aos proprietários e aos pastores que classificassem as doenças dos animais com importância económica nas suas áreas. Foram atribuídos pontos de 1 a 5 a cada doença - o número 1 obteve 5 pontos, o número 2 obteve 4 pontos, o número 3 obteve 3 pontos, o número 4 obteve 2 pontos e o número 5 obteve 1 ponto. Em seguida, o número de pontos foi multiplicado pelo número de vezes que a doença foi classificada como 1 ou 2, etc., e os pontos foram somados para obter o total de pontos que indica a classificação de uma doença. A SPP (144 pontos no total) foi considerada a primeira e a primeira da lista das doenças e condições dos animais economicamente importantes nos Estados do Cordofão do Norte e de Kassala. Por outro lado, os parasitas internos, a brucelose e a ORF (3 pontos totais para cada) foram considerados os últimos e classificados no fim da lista das doenças e afecções dos animais com importância económica. A algumas outras doenças e afecções foi atribuída uma importância intermédia.

Quadro 14: Menção e classificação das doenças animais economicamente importantes pelos proprietários e pastores nos Estados do Cordofão do Norte e Kassala (inquérito de abril a julho de 2011)

Doença		**Categoria 1 x 5**	**Categoria 2 x 4**	**Classificação 3 x 3**	**Categoria 4 x 2**	**Categoria 5 x 1**	**Total de pontos**
SPP	Classificação do	12	12	12	0	0	
	Pontos	60	48	36	0	0	**144**
Botulismo	Classificação do	10	6	4	1	0	
	Pontos	50	14	12	2	0	**88**
PPR	Classificação do	8	4	4	5	0	
	Pontos	40	16	12	10	0	**78**
Sangue parasitas	Tempos classificado	3	5	5	4	1	
		15	20	15	8	1	**59**
Pneumonia	Classificação do	0	4	2	3	1	
	Pontos	0	16	6	6	1	**29**
HS	Classificação do	2	2	1	3	0	
	Pontos	10	8	3	6	0	**27**

CCPP	Classificação do	2	1	0	1	0	
	Pontos	10	4	0	2	0	**16**
Diarreia	Classificação do	0	0	1	4	1	
	Pontos	0	0	3	8	1	**12**
Aborto	Classificação do	0	1	1	0	1	
	Pontos	0	4	3	0	1	**8**
Antrax	Classificação do	0	1	0	0	1	
	Pontos	0	4	0	0	1	**5**
Artrite	Tempos classificado	1	0	0	0	0	
		5	0	0	0	0	**5**
Interno Parasitas	Tempos classificado	0	0	1	2	2	
		0	0	3	6	6	**3**
Brucelose	Classificação do	0	0	1	0	0	
	Pontos	0	0	3	0	0	**3**
ORF	Classificação do	0	0	1	0	0	
	Pontos	0	0	3	0	0	**3**

4.12.3. Opiniões e percepções dos proprietários e criadores de ovinos sobre a PPR

O quadro 15 apresenta um resumo das respostas dos proprietários e pastores de ovinos sobre os sintomas clínicos da infeção pelo PPRV e o seu aparecimento nos seus efectivos nos Estados do Cordofão do Norte e de Kassala. É importante notar que dois terços (66,7%, n = 26) dos proprietários e pastores indicaram que conhecem os sintomas clínicos da infeção pelo PPRV, enquanto o outro terço (33,30%, n = 13) indicou que não sabia. Os sinais clínicos, perda de apetite, foram percebidos por 12,2% (n = 14), lacrimejamento por 2,6% (n = 3), febre, depressão e embotamento por 1,7% (n = 2), estomatite por 8,7% (n = 10), tosse e dificuldade respiratória por 16,5% (n = 19), perda de peso, fraqueza e emaciação por 8.7% (n = 10), corrimento nasal em 7,8% (n = 9), ereção do pelo e pelagem áspera em 14,0% (n = 16), diarreia em 14,8% (n = 17), baixa produção de leite em 1,7% (n = 2) e mortes em 11,3% (n = 13) foram considerados sintomas principais. 57,7% (n = 15) dos proprietários e pastores afirmaram já ter observado sintomas clínicos de infeção por PPRV nas suas manadas, enquanto 42,3% (n = 11) nunca o fizeram.

Quadro 15: Frequências das respostas dos proprietários e pastores de ovinos sobre os sintomas clínicos da infeção pelo PPRV nos seus efectivos nos Estados do Cordofão do Norte e de Kassala (inquérito de abril a julho de 2011)

Variável com níveis	Número	%
Conhecimentos sobre o PPR		
Saber	26	66.7
Não sei	13	33.3
Sintomas da PPR		

Perda de apetite	14	12.2
Lacrimação	3	2.6
Febre e depressão	2	1.7
Estomatite	10	8.7
Dificuldade respiratória	19	16.5
Fraqueza e emaciação	10	8.7
Corrimento nasal	9	7.8
Pele áspera	16	14.0
Diarreia	17	14.8
Baixa produção de leite	2	1.70
Mortes	13	11.3
Apareceu no rebanho		
Sim	15	57.7
Não	11	42.3

O resumo das respostas dos proprietários e pastores de ovinos sobre a vacinação contra a infeção pelo PPRV e o número de animais vacinados nos Estados do Cordofão do Norte e de Kassala consta do Quadro 16. 48,7% (n = 19) dos proprietários e pastores declararam que já tinham vacinado os seus animais contra o PPRV, enquanto 51,3% (n = 20) dos proprietários e pastores não o fizeram. 68,4% (n = 13) dos proprietários e pastores referiram que tinham vacinado no ano de 2011, 31,6% (n = 6) tinham vacinado no período entre 2005 e 2010 e nenhum (n = 0) tinha vacinado antes de 2000 ou entre 2000 e 2005. 31,6% (n = 6) dos proprietários e pastores vacinaram <1000 animais, 15,8% (n = 3) vacinaram >1000 - 2000 animais, 21,0% (n = 4) vacinaram >2000 - 3000 animais, 31,6% (n = 6) vacinaram >3000 - 4000 animais e ninguém (n = 0) vacinou mais de 4000 animais. 20,0% (n = 4) dos proprietários e pastores que não vacinaram os seus animais indicaram que o fizeram porque a vacina não estava disponível, 40,0% (n = 8) porque a vacina era cara, 25,0% (n = 5) porque não viam necessidade de vacinar os seus animais e 15,0% (n = 3) não deram uma explicação.

Quadro 16: Frequências das respostas dos proprietários e pastores de ovinos sobre a vacinação contra o PPRV e o número de animais vacinados nos Estados do Cordofão do Norte e de Kassala (inquérito de abril a julho de 2011)

Factores de risco com níveis	Número	%
Vacinação contra a PPR		
Sim	19	48.7
Não	20	51.3

Última vacinação		
Antes de 2000	0	0
De 2001 a 2005	0	0
De 2006 a 2010	6	31.6
2011	13	68.4
Número de animais vacinados		
<1000	6	31.6
>1000 - 2000	3	15.8
>2000 - 3000	4	21.0
>3000 - 4000	6	31.6
>4000	0	0
Porque não se vacina		
Vacina indisponível	4	20.0
Vacina cara	8	40.0
Não precisa de vacina	5	25.0
Motivo não indicado	3	15.0

O Quadro 17 resume as respostas dos proprietários e pastores de ovinos sobre a suscetibilidade dos diferentes grupos etários e sexos dos ovinos à infeção pelo PPRV nos Estados do Cordofão do Norte e de Kassala. No que se refere ao grupo etário mais suscetível, 73,1% (n = 19) dos proprietários e pastores consideraram que as ovelhas com menos de um ano são o grupo etário mais suscetível ao PPRV, 26,9% (n = 7) não faziam ideia do grupo etário mais suscetível, mas todos os proprietários e pastores excluíram que as ovelhas com mais de um ano eram de alguma forma particularmente susceptíveis à infeção pelo PPRV. No que se refere ao sexo e à PPRV, 3,8% (n = 1) dos proprietários e pastores consideraram as fêmeas mais susceptíveis à PPRV, 77,0% (n = 20) não referiram qualquer diferença entre os dois sexos, 19,2% (n = 5) não conseguiram identificar um sexo específico, mas nenhum proprietário e pastor designou os machos como o sexo mais suscetível à infeção por PPRV.

Quadro 17: Frequências das respostas dos proprietários e pastores de ovinos sobre a suscetibilidade de diferentes grupos etários e sexos à infeção pelo PPRV nos Estados do Cordofão do Norte e de Kassala (inquérito de abril a julho de 2011)

Factores de risco com níveis	Número	%
Grupo etário suscetível		
<1	19	73.1
>1 - 2	0	0
>2 - 3	0	0

>3	0	0
Não sei	7	26.9
Sexo suscetível		
Homens	0	0
Mulheres	1	3.8
Igualmente suscetível	20	77.0
Não sei	5	19.2

O Quadro 18 apresenta um resumo das respostas dos proprietários de ovinos e dos pastores sobre as fontes de infeção pelo PPRV nos Estados do Cordofão do Norte e de Kassala. 21,1% (n = 4) dos proprietários e pastores consideraram a introdução de novos animais como a fonte de surtos de PPRV, mas a grande maioria (73,7%, n = 14) referiu o contacto em pontos comuns, como pontos de abeberamento e pastagens, como a principal fonte. Apenas 1 proprietário/criador (5,2%) não pôde dar qualquer opinião sobre as fontes prováveis de surtos, mas ninguém considerou que o contacto com animais selvagens e a deslocação de animais fossem fontes de surtos de PPRV. No que se refere aos efeitos da PPRV na produção, foram mencionados vários efeitos; mortes (32,7%), perda de valor de mercado para além dos encargos com o tratamento (23,7%), aborto e subfertilidade, bem como perda de peso (cada um com 20,0%) e perda de leite (3,6%) foram enumerados, por ordem decrescente, como efeitos principais pelos proprietários e pastores.Quadro 18: Frequências das respostas dos proprietários e pastores de ovinos sobre as fontes de infecções por PPRV e os seus impactos económicos nos Estados do Cordofão do Norte e de Kassala (inquérito de abril a julho de 2011)

Factores de risco com níveis	Número	%
Origem dos focos de PPR		
Introdução de novo(s) animal(ais)	4	21.1
Contacto em pontos comuns	14	73.7
Contacto com animais selvagens	0	0
Movimento do animal (s)	0	0
Não sei	1	5.20
PPR e produção		
Aborto e sub-fertilidade	11	20.0
Perda de peso	11	20.0

Perda de leite	2	3.60
Perda de valor de mercado	13	23.7
Mortes	18	32.7

O quadro 19 apresenta um resumo das respostas dos proprietários de ovinos e dos pastores sobre a sazonalidade e a frequência da ocorrência de infecções por PPRV nos Estados do Cordofão do Norte e de Kassala. 15,0% dos proprietários e pastores consideraram a estação das chuvas como a principal estação de surtos, 20,0% a estação fria, 15,0% ambas as estações, chuvosa e fria, de um ano, mas 50,0% não viram qualquer associação específica com qualquer estação. 5,3 % dos proprietários e pastores afirmaram ter tido surtos de PPRV no seu efetivo apenas uma vez e 10,5 % duas vezes. A grande maioria, 84,2%, afirmou que os surtos ocorrem anualmente.

Quadro 19: Frequências das respostas dos proprietários e pastores de ovinos sobre a sazonalidade e a frequência da ocorrência de infecções por PPRV nos Estados do Cordofão do Norte e de Kassala (inquérito de abril a julho de 2011)

Factores de risco com níveis	**Número**	**%**
Época de ocorrência		
Seco	0	0
Chuvoso	3	15.0
Quente	0	0
Frio	4	20.0
Chuvoso e frio	3	15.0
Não associado	10	50.0
Número de surtos		
Apenas uma vez	1	5.3
Duas vezes	2	10.5
Três vezes	0	0
Anual	16	84.2

O resumo das respostas dos proprietários e pastores de ovinos sobre as medidas adoptadas contra os surtos de PPRV nos Estados do Cordofão do Norte e de Kassala consta do Quadro 20. Durante um surto de PPRV, os proprietários e os pastores tomam algumas medidas de proteção, como deixar de se deslocar ou afastar-se (22,0%), evitar o contacto com os animais (34,0%) ou informar as autoridades veterinárias (24,0%). Um número considerável (20,0%) não tomou qualquer medida. Ninguém interrompeu os contactos com outras pessoas.

Quadro 20: Frequências das respostas dos proprietários e pastores de ovinos sobre a sazonalidade e a frequência da ocorrência de infecções por PPRV nos Estados do Cordofão do Norte e de Kassala, (inquérito de abril a julho de 2011)

Factores de risco com níveis	Número	%
Medida para surtos de PPR		
Parar de se mover ou afastar-se	11	22.0
Prevenir o contacto com animais	17	34.0
Evitar o contacto com os seres humanos	0	0
Relatório às autoridades veterinárias	12	24.0
Não tomar medidas	10	20.0

O Quadro 21 apresenta os resultados das entrevistas sobre a experiência dos proprietários e pastores com surtos de PPR nos Estados do Cordofão do Norte e de Kassala. 48,7% dos entrevistados tinham experiência com o PPR, enquanto 51,3% não tinham. Para 84,2% dos proprietários/criadores com experiência, esta remontava a < 5 anos, para 10,5% a mais de 5 - 10 anos e para 5,3% a mais de 10 anos. Para a maioria dos pastores, a experiência com a PPR era, portanto, relativamente recente.

Quadro 21: Frequências das respostas dos proprietários de ovinos e pastores sobre a experiência com surtos de PPRV nos Estados do Cordofão do Norte e de Kassala (inquérito de abril a julho de 2011)

Variável com níveis	Número	%
Experiência com PPR		
Sim	19	48.7
Não	20	51.3
Quando		
<5 anos	16	84.2
>5 - 10 anos	2	10.5
>10 anos	1	5.30

4.13. Resultado do questionário para veterinários

Foi administrado um número total de 30 questionários a veterinários nas duas regiões de estudo inquiridas. Estes questionários foram concebidos para recolher dados pormenorizados e profissionais sobre a PPR. Os dados também deviam ser utilizados como forma de triangulação dos dados recolhidos junto dos proprietários e dos pastores. Foi pedido aos técnicos veterinários que fornecessem dados sobre a ocorrência da doença, o seu padrão, sazonalidade, importância económica, efeitos devastadores, estratégias de controlo, vacinação e sistemas de gestão nos estados do Cordofão do Norte e Kassala. A taxa de resposta ao questionário foi de

86,7% (26/30). As frequências das informações gerais dos veterinários são apresentadas na Tabela 22.

Quadro 22: Frequências das informações gerais dos veterinários nos Estados do Cordofão do Norte e de Kassala (entrevistas de abril a julho de 2011)

Variável com níveis	Veterinários	%
Estado		
Cordofão do Norte	14	53.8
Kassala	12	46.2
Sexo		
Masculino	15	57.7
Feminino	11	42.3
Anos de experiência		
<5	9	34.6
>5 - 10	9	34.6
>10 - 15	3	11.5
>15	4	15.5
Sem resposta	1	3.80

4.13.1. Classificação das doenças animais economicamente importantes pelos veterinários

A classificação das doenças dos animais e das condições mais importantes do ponto de vista económico nos Estados do Cordofão do Norte e de Kassala é apresentada no Quadro 23. Foi pedido aos veterinários que classificassem as doenças dos animais mais importantes do ponto de vista económico nas suas áreas. As classificações foram pontuadas de 1 a 6. Cada doença classificada com o número 1 obteve 6 pontos, com o número 2 obteve 5 pontos, com o número 3 obteve 4 pontos, com o número 4 obteve 3 pontos, com o número 5 obteve 2 pontos e com o número 6 obteve 1 ponto. Em seguida, o número de pontos foi multiplicado pelo número de vezes que a doença foi classificada como 1 ou 2, e assim por diante, e os pontos foram somados para resultar no total final de pontos que determinou a classificação da doença. A PPR (121 pontos no total) foi classificada em primeiro lugar na lista das doenças mais importantes do ponto de vista económico dos animais e das condições nos Estados do Cordofão do Norte e de Kassala. Por outro lado, os corpos estranhos (2 pontos no total) ficaram em último lugar. As restantes 12 doenças e afecções ocuparam posições intermédias.

Quadro 23: Classificação das doenças animais economicamente importantes pelos veterinários nos Estados do Cordofão do Norte e Kassala (entrevistas de abril a julho de 2011)

Doença		Categoria 1 x 6	Categoria 2 x 5	Classifica ção 3 x 4	Classifica ção 4 x 3	Categoria 5 x 2	Categoria 6 x 1	Total Pontos
PPR	Classific ação do Times	15	2	0	7	0	0	

	Pontos	90	10	0	21	0	0	**121**
SPP	Classificação do Times	6	8	6	2	1	3	
	Pontos	36	40	24	6	2	3	**111**
Sangue	Tempos	1	3	8	6	2	1	
parasitas	classificado Pontos	9	15	32	18	4	1	**76**
Botulismo	Classificação do Times	0	5	3	1	1	0	
	Pontos	0	25	12	3	2	0	**42**
HS	Tempos	2	3	2	1	1	0	
	classificado Pontos	12	15	8	3	2	0	**40**
Pneumonia	Classificação do Times	0	1	2	0	5	0	
	Pontos	0	5	8	0	10	0	**23**
Interno	Tempos	1	0	1	2	2	0	
parasitas	classificado Pontos	6	0	4	6	4	0	**20**
Intoxicação	Classificação do Times	0	2	2	0	0	0	
	Pontos	0	10	8	0	0	0	**18**
Brucelose	Classificação do Times	0	1	1	0	0	0	
	Pontos	0	5	4	0	0	0	**9**
CCPP	Tempos	1	0	0	0	0	1	
	classificado Pontos	6	0	0	0	0	1	**7**

Mastite	Classificação do Times	0	0	1	0	0	3	
	Pontos	0	0	4	0	0	3	**7**
Antrax	Classificação do Times	0	0	0	2	0	0	
	Pontos	0	0	0	6	0	0	**6**
Diarreia	Classificação do Times	0	1	0	0	0	0	
	Pontos	0	5	0	0	0	0	**5**
Corpo estranho	Classificação do Times	0	0	0	0	1	0	
	Pontos	0	0	0	0	2	0	**2**

4.13.2. Opiniões dos veterinários sobre o diagnóstico e as medidas de controlo das doenças classificadas

A forma como os veterinários responderam às perguntas sobre o diagnóstico e as medidas de controlo das doenças classificadas é apresentada no Quadro 24. Tanto o diagnóstico clínico como o diagnóstico laboratorial foram considerados como práticas de rotina para o diagnóstico das doenças classificadas por 73,1% (n = 19) dos veterinários, enquanto apenas o diagnóstico clínico foi considerado suficiente por 23,1%. Nenhum veterinário viu qualquer valor no diagnóstico laboratorial isolado como uma prática de rotina. O tratamento foi enfatizado por 50,0% como a principal medida a adotar contra as doenças classificadas quando diagnosticadas e a vacinação por 48,0%; apenas 2% consideraram o isolamento e a quarentena como uma prática de rotina útil. No que respeita aos regimes de vacinação no Sudão, 32,4% consideraram que a vacinação é praticada contra a PPR, 33,8% contra a varíola ovina, 18,2% contra a SH e 7,8% contra o carbúnculo bacteriano, bem como contra o botulismo.

Quadro 24: Frequências das respostas dos veterinários sobre o diagnóstico de rotina, práticas de controlo e medidas de controlo tomadas para as doenças classificadas nos Estados do Cordofão do Norte e Kassala (entrevistas de abril a julho de 2011)

Variável com níveis	Número	%
Diagnóstico		
Clínica	6	23.1
Laboratório	0	0
Ambos	19	73.1
Sem resposta	1	3.8

Medidas de controlo		
Tratamento	25	50.0
Parar o movimento	0	0
Isolamento/Quarentena	1	2.0
Vacinação	24	48.0
Vacinação contra		
PPR	25	32.4
SPP	26	33.8
HS	14	18.2
Antrax	6	7.8
Botulismo	6	7.8

4.13.3. Opiniões dos veterinários sobre a PPR nos Estados do Cordofão do Norte e de Kassala

As respostas dos veterinários sobre a última ocorrência de PPRV e o seu padrão e sazonalidade nos Estados do Cordofão do Norte e Kassala estão listadas na Tabela 25. Relativamente à ocorrência de PPRV, 84,7% (n = 22) dos veterinários responderam que o último surto de PPRV na sua localidade foi em 2011, 11,5% referiram que ocorreu entre 2005 e 2010 e 3,8% não tinham a certeza. No entanto, todos tinham a certeza de que não tinham ocorrido surtos de PPRV antes de 2000 ou de 2000 a 2005. No que diz respeito à sazonalidade e ao padrão de ocorrência da PPR, 61,6% dos veterinários referiram que os surtos não estavam especificamente associados a estações do ano, 23,0% colocaram os surtos particularmente na estação fria e 7,7% na estação quente. 7,7% dos veterinários não tinham opinião.

Tabela 25: Frequências das respostas dos veterinários sobre a última ocorrência de PPR e a sua sazonalidade nos Estados do Cordofão do Norte e Kassala (inquérito de abril a julho de 2011)

Factores de risco com níveis	Número	%
Último surto de PPR		
Antes de 2000	0	0
De 2001 a 2005	0	0
De 2006 a 2010	3	11.5
2011	22	84.7
Nunca ocorreu	0	0
Não tenho a certeza	1	3.8
Época de surtos		
Estação fria	6	23.0
Época das chuvas	0	0

Estação quente	2	7.7
Não associado	16	61.6
Sem resposta	2	7.7

As respostas dos veterinários sobre o diagnóstico e as medidas de controlo tomadas contra o PPRV nos Estados do Cordofão do Norte e de Kassala constam do Quadro 26. No que se refere ao diagnóstico da PPRV, 34,60% (n = 9) dos veterinários consideraram que o diagnóstico clínico era a prática de rotina para o diagnóstico da PPRV, enquanto 57,80% (n = 15) dos veterinários consideraram que tanto o diagnóstico clínico como o laboratorial eram práticas de rotina para o diagnóstico da PPRV, 3,80% (n = 1) consideraram que só o diagnóstico laboratorial era uma prática de rotina e 3,80% (n = 1) não responderam. Quanto ao seu controlo, o tratamento foi considerado 28,10% (n = 18) contra a PPRV, a vacinação contra a PPRV foi considerada 37,50% (n = 24), o isolamento e a quarentena foram considerados 9,40% (n = 6) contra a PPRV; a educação pública foi considerada 25,0% (n = 16) como necessária contra a PPRV. 57,8% dos veterinários referiram que, em caso de PPR, não é praticada qualquer quarentena nas suas localidades, tendo apenas 1 veterinário referido uma possível quarentena de 2 a 8 meses. Quase um terço dos veterinários não conseguiu formar uma opinião sobre a quarentena, não dando qualquer resposta.Tabela 26: Frequências das respostas dos veterinários sobre o diagnóstico do PPRV e as medidas de controlo tomadas contra o PPRV nos Estados do Cordofão do Norte e de Kassla (inquérito de abril a julho de 2011)

Factores de risco com níveis	Número	%
Diagnóstico da PPR		
Clínica	9	34.6
Laboratório	1	3.80
Ambos	15	57.8
Sem resposta	1	3.80
Medidas de controlo da PPR		
Tratamento	18	28.1
Isolamento/Quarentena	6	9.4
Vacinação	24	37.5
Educação pública	16	25.0

Quanto tempo dura a quarentena		
<2 meses	1	3.8
>2 - 4 meses	0	0
>4 - 6 meses	1	3.8
>6 - 8 meses	1	3.8
>8 meses	0	0
Não praticado	15	57.8
Sem resposta	8	30.8

A forma como os veterinários viam as espécies e as raças no que respeita à sua suscetibilidade à infeção pelo PPRV nos Estados do Cordofão do Norte e de Kassala é apresentada no Quadro 27. A maioria (88,5%) considerou as ovelhas como as espécies mais susceptíveis e 11% atribuiu esse papel às cabras. Relativamente às raças, quase dois terços dos veterinários (65,5%) consideraram todas as raças de ovinos igualmente susceptíveis ao PPRV, a raça Hamari foi mencionada por 11,5% como a mais suscetível e 3,8% mencionaram cruzamentos de raças locais. Cerca de um quinto (19,2%) não tinha opinião sobre a suscetibilidade das raças de ovinos.Quadro 27: Frequências das respostas dos veterinários sobre as espécies e raças mais susceptíveis à infeção pelo PPRV nos Estados do Cordofão do Norte e de Kassala (inquérito de abril a julho de 2011)

Factores de risco com níveis	Número	%
Espécies susceptíveis		
Ovinos	23	88.5
Cabras	3	11.5
Igualmente suscetível	0	0
Raça suscetível		
Não há diferença	17	65.5
Kabashi	0	0
Hamari	3	11.5
Dubaasy	0	0
Cruzamentos de raças locais	1	3.8

Sem resposta	5	19.2

O resumo das respostas dos veterinários sobre o grupo etário e o sexo mais susceptíveis à infeção pelo PPRV nos Estados do Cordofão do Norte e de Kassala é apresentado no Quadro 28. 57,7% dos veterinários consideram que os animais do grupo etário < 1 ano são os mais susceptíveis ao PPRV e 15,4% consideram que este papel é desempenhado pelos animais com idades compreendidas entre 1 e 2 anos. 19,2% dos veterinários consideram que não há diferença entre os grupos etários no que respeita à suscetibilidade ao PPRV, e 7,7% não têm a certeza. A grande maioria dos veterinários (73,1) considera que os machos e as fêmeas são igualmente susceptíveis ao PPRV e 7,7% consideram as fêmeas mais susceptíveis. Uns surpreendentes 19,2% não tinham a certeza da sua resposta a esta pergunta, mas nenhum dos veterinários mencionou os machos como o sexo mais suscetível ao PPRV.

Tabela 28: Frequências das respostas dos veterinários sobre o grupo etário e o sexo mais susceptíveis à infeção por PPRV nos Estados do Cordofão do Norte e de Kassala (inquérito de abril a julho de 2011)

Factores de risco com níveis	Número	%
Grupo etário suscetível (anos)		
<1	15	57.7
>1 - 2	4	15.4
>2 - 3	0	0
>3	0	0
Não há diferença	5	19.2
Sem resposta	2	7.7
Sexo suscetível		
Homens	0	0
Mulheres	2	7.7
Igualmente suscetível	19	73.1
Não tenho a certeza	5	19.2

Os principais sinais clínicos da PPR observados frequentemente pelos veterinários nos Estados do Cordofão do Norte e de Kassala estão enumerados no Quadro 29. Por ordem decrescente, os principais sinais clínicos comunicados para as regiões de estudo foram: diarreia mucoide ou com sangue (20,7% das respostas), descargas oculonasais mucopurulentas (18,1%), dificuldade respiratória (13,8%), estomatite (13,8%), morbilidade elevada (9.5%), mortalidade elevada em animais jovens (7,8%), perda de produção de leite (4,3%), perda de peso, fraqueza e emaciação percetível (3,4%), dispneia e tosse (2,6%), aborto (2,6%), lacrimejamento (1,7%) e erosões na vulva ou no prepúcio (0,9%).

Tabela 29: Frequências das respostas dos veterinários sobre os principais sinais clínicos da infeção por PPRV observados frequentemente nos Estados do Cordofão do Norte e de Kassala (inquérito: abril a julho de 2011)

Sinais clínicos de PPR	Respostas numéricas	%
Dificuldade respiratória	16	13.8
Dispneia e tosse	3	2.60
Descargas oculonasais	21	18.1
Estomatite	16	13.8
Diarreia mucoide ou com sangue	24	20.7
Erosões na vulva/prepúcio	1	0.90
Morbilidade elevada	11	9.50
Elevada mortalidade nos jovens	9	7.80
Elevada mortalidade nos adultos	0	0.00
Aborto	3	2.60
Fraqueza e emaciação	4	3.40
Perda de produção de leite	5	4.30
Lacrimação	2	1.70
Sem resposta	1	0.90

A forma como os veterinários se lembraram das últimas vacinações contra o PPRV e o número de animais vacinados nos Estados do Cordofão do Norte e Kassala estão resumidos na Tabela 30. 92,4% dos veterinários afirmaram que a última vacinação contra o PPRV em diferentes localidades tinha ocorrido em 2011; 7,7% não responderam. 3,8% dos veterinários pensavam lembrar-se de que o número de animais vacinados era inferior a 1000 animais, 15,5% lembravam-se de mais de 4000 animais. 69,2% não tinham a certeza do número de animais que foram vacinados. 11,5% dos veterinários preferiram não dar uma resposta.Tabela 30: Frequências das respostas dos veterinários sobre a última vacinação contra o PPRV e o número de animais vacinados nos Estados do Cordofão do Norte e Kassala (inquérito de abril a julho de 2011)

Factores de risco com níveis	Respostas numéricas	%
Última vacinação		
Antes de 2000	0	0
De 2001 a 2005	0	0
De 2006 a 2010	0	0
2011	24	92.3

Nunca ocorreu	0	0
Sem resposta	2	7.7
Número de vacinados		
<1000	1	3.8
>1000 - 2000	0	0
>2000 - 3000	0	0
>3000 - 4000	0	0
>4000	4	15.5
Não tenho a certeza	18	69.2
Sem resposta	3	11.5

O resumo das respostas sobre a forma como os veterinários avaliaram os sistemas agrícolas, as rotas migratórias dos nómadas e as fontes de surtos de PPR nos Estados do Cordofão do Norte e de Kassala encontra-se na Tabela 31. O sistema agrícola mais praticado nas áreas de estudo era o nómada e, como tal, foi identificado por 69,2% dos veterinários; 3,8% mencionaram um sistema semissedentário, 7,7% um sistema semi-nómada e 3,8% referiram a prática de mais do que um sistema agrícola. 11,5% não responderam. Apenas 5,6% dos veterinários conseguiram indicar a rota migratória dos nómadas, enquanto 94,4% não conseguiram. Quando ocorre um surto de PPR, 52,5% atribuem a culpa ao contacto em pontos comuns, como pontos de abeberamento e pastagens, como fontes prováveis, 35,0% à circulação de animais e 12,5% à introdução de novos animais nos rebanhos. Os animais selvagens não tiveram qualquer papel.Quadro 31: Frequências das respostas dos veterinários sobre sistemas agrícolas, rotas migratórias dos nómadas e fontes de surtos de PPRV nos Estados do Cordofão do Norte e Kassala (inquérito de abril a julho de 2011)

Factores de risco com níveis	Respostas numéricas	%
Sistema de exploração agrícola		
Sedentário	0	0
Semi-Sedentário	1	3.8
Misto (Pecuária/Cultura)	0	0
Pecuária	0	0
Semi-nómada	2	7.7
Nómada	18	69.2

Semi-Sedentário/Nómada	1	3.8
Não tenho a certeza	4	11.5
Rota migratória		
Indicado	1	5.6
Não indicado	17	94.4
Origem dos focos de PPR		
Introdução de novo(s) animal(ais)	5	12.5
Contacto em pontos comuns	21	52.5
Contacto com animais selvagens	0	0
Movimento do animal (s)	14	35.0

4.13.4. Opiniões dos veterinários sobre os problemas enfrentados pelos programas de controlo de doenças

O Quadro 32 apresenta um resumo das respostas dos veterinários sobre os principais problemas que enfrentam quando implementam um programa de controlo de doenças nas suas localidades e, especificamente, quando controlam a PPR nos Estados do Cordofão do Norte e de Kassala. A ignorância dos proprietários de animais, o facto de não quererem vacinar e de não estarem conscientes dos benefícios da vacina, foi considerada como o principal problema (16,7% das respostas). O uso descontrolado de medicamentos pelos proprietários/cobradores de animais também boicotou o controlo organizado (12,1%), tal como o movimento contínuo e descontrolado de ovelhas e outros animais de e para as áreas de estudo (12,1%). As questões logísticas e regulamentares, como os problemas de fornecimento insuficiente de vacinas (10,6%) ou o facto de os certificados de vacinação não serem por vezes emitidos e de os proprietários não os guardarem (9,1%), contribuem ainda mais para os problemas de implementação de programas de controlo significativos. Os proprietários/cooperantes comunicam, com demasiada frequência, os surtos às autoridades veterinárias demasiado tarde (7,6%). A dificuldade de diagnóstico foi considerada como um problema por 7,6% dos veterinários. Em comparação com estes problemas principais, a preparação e a dosagem inadequadas da vacina (4,5%), o grande número de animais a vacinar (4,5%) e o sistema de registo ineficaz (4,5%) são considerados relativamente

problemas menores. Nenhum problema resulta basicamente de cadeias de frio insuficientes e de problemas de armazenamento de vacinas (1,5%). 6,1% dos veterinários preferiram não responder a estas perguntas.

Tabela 32: Respostas dos veterinários sobre os problemas que enfrentam ao implementar programas de controlo de doenças nos Estados do Cordofão do Norte e Kassala (inquérito: abril a julho de 2011)

Problemas enfrentados	Respostas numéricas	%
Dificuldade de diagnóstico	5	7.6
Logística insuficiente	2	3.0
Falta de vontade de se vacinar	11	16.7
Problemas de armazenamento das vacinas	1	1.5
Fornecimento insuficiente de vacinas	7	10.6
Preparação incorrecta e		
Dosagem das vacinas	3	4.5
Movimento descontrolado	8	12.1
Utilização não controlada de medicamentos	8	12.1
Enorme número de animais	3	4.5
Emissão de certificados de vacinação	6	9.1
Notificação tardia de surtos	5	7.6
Sistema de registo ineficaz	3	4.5
Sem resposta	4	6.1

4.13.5. Opiniões dos veterinários sobre os problemas enfrentados pelos programas de controlo de doenças

A Tabela 33 apresenta um resumo dos comentários, conselhos e informações adicionais que os veterinários gostariam de dar ao MARF/Público/Decisores de Políticas sobre o controlo da PPR nas suas localidades. A disponibilização de vacinas e a imposição da vacinação de rotina por lei receberam a maior prioridade (21,0%), seguidas da promoção da extensão e educação pública (16,0%) e da construção de laboratórios equipados (11,0%). A formação, incluindo a dos veterinários, foi recomendada por 9,0%. 8,0% consideraram necessário, respetivamente, estabelecer pontos de controlo, um acompanhamento intensivo e sistemas de notificação adequados e fornecer mais logística. A necessidade de reduzir o contacto dos animais e de regular por lei os seus movimentos de e para diferentes áreas foi considerada uma necessidade por 7,0%. Cada um dos 7% recomendou a disponibilização de cadeias de frio e a melhoria das pastagens e do abastecimento de água. A qualidade das vacinas foi bem classificada, tendo apenas 1% dos veterinários considerado necessário melhorar a preparação das vacinas. 5,0% dos veterinários não deram qualquer conselho.

Tabela 33: Comentários, conselhos e informações adicionais dos veterinários que gostariam de dar ao MARF/público/decisores de políticas sobre o controlo e gestão da PPR nos Estados do Cordofão do Norte e Kassala (inquérito: abril a julho de 2011)

Conselhos	Respostas numéricas	%
Construir laboratórios equipados	11	11
Disponibilidade de vacinas e Aplicar a vacinação por lei	21	21
Promover a extensão	16	16
Regulamentar os movimentos por lei	7	7
Sistemas de comunicação adequados	8	8
Disponibilizar a logística	8	8
Disponibilizar a cadeia de frio	7	7
Formação, incluindo para-avançados	9	9
Melhorar as pastagens e a água	7	7
Boa preparação das vacinas	1	1
Nada a dizer	5	5

CAPÍTULO 5

5. DISCUSSÃO

Os resultados do presente estudo aumentaram o conhecimento sobre a epidemiologia do PPRV em ovinos nos estados de Kordofan do Norte e Kassala do Sudão, utilizando testes cELISA e questionários. Mostraram que a taxa de sero-prevalência do PPRV era consideravelmente elevada nas duas regiões estudadas. Embora tenham sido realizados muitos estudos sobre a PPR no Sudão, poucos, ou nenhuns, incluíram investigações sobre os potenciais factores de risco que contribuem para a ocorrência e propagação da PPRV nas populações de pequenos ruminantes. Muito poucos estudos incluíram também os conhecimentos e as percepções que os proprietários de ovinos e os pastores têm sobre a PPR. No total, o conhecimento sobre estes aspectos da PPR no Sudão é ainda fragmentário e está longe de estar completo; pode ser totalmente inexistente na maior parte do país. Por conseguinte, este estudo foi realizado para estimar a taxa de seroprevalência do PPRV em rebanhos de ovinos, para investigar potenciais factores de risco associados à ocorrência do PPRV e para estudar os conhecimentos e as percepções dos pastores e proprietários de ovinos sobre a infeção pelo PPRV nas regiões do Leste e do Cordofão do Sudão.

No estudo, a taxa global de seroprevalência de anticorpos contra o PPRV em amostras de soro de ovinos recolhidas em sete localidades nos estados de Kordofan do Norte e Kassala, no Sudão, foi superior às taxas globais de seroprevalência comunicadas por Haroun *et al.* (2002), Intisar *et al.* (2007), Intisar *et al.* (2009), Osama (2010) e Intisar *et al.* (2011). Estas diferenças podem provavelmente ser atribuídas a dissemelhanças na dimensão das amostras testadas em cada estudo. Na maioria dos estudos anteriores, o tamanho da amostra para estimar a taxa de seroprevalência do PPRV não foi substancialmente determinado. A variação das áreas investigadas pode ser outro ponto de diferença, considerando o facto de que cada área tem os seus componentes indígenas e factores de risco específicos e únicos. Além disso, os resultados divergentes poderiam provavelmente ser explicados pelas diferenças nos sistemas de produção animal e de criação investigados em cada zona. Os instrumentos de diagnóstico utilizados em cada estudo também podem ter levado à variação observada, uma vez que alguns instrumentos de diagnóstico utilizados anteriormente são conhecidos pela sua baixa sensibilidade e especificidade. Por outro lado, a taxa de seroprevalência global estimada neste estudo está de acordo e tipifica a taxa de seroprevalência global comunicada por Wifag (2009).

A taxa de seroprevalência do PPRV em amostras de soro de ovinos recolhidas nas quatro localidades estudadas no estado do Cordofão do Norte, no Sudão, está de acordo com as taxas de seroprevalência estaduais comunicadas por Intisar *et al.* (2007) e Intisar *et al.* (2011). É mais elevada do que a registada por Faiza (2001) e Intisar *et al.* (2009), mas estes dois investigadores utilizaram amostras de tamanhos diferentes em cada um dos seus estudos. No entanto, a taxa de seroprevalência estatal do PPRV em amostras de soro de ovinos colhidas nas três localidades estudadas no estado de Kassala, no Sudão, estava de acordo com as taxas de seroprevalência estatais comunicadas por Faiza (2001) e era inferior à comunicada por Intisar *et al.* (2007) e Intisar *et al.* (2011), embora, curiosamente, fosse superior à comunicada por Intisar *et al.* (2009). Esta diferença pode também ser atribuída às diferentes dimensões das amostras em cada estudo.

Não existe uma diferença estatisticamente significativa entre as taxas de seroprevalência estatal estimadas no presente estudo. A prática de pastoreio e abeberamento colectivos pelos proprietários e pastores de ovinos nas duas regiões pode ser considerada uma explicação, juntamente com a livre circulação de animais de e para as regiões.

As localidades de Jebrat Al-Shiekh e Shiekan, no Estado do Cordofão do Norte, registaram taxas de seroprevalência significativamente mais elevadas do que as localidades de Barra e Al-Khoway. Em contrapartida, no Estado de Kassala, as taxas de seroprevalência em todas as localidades eram as mesmas. Eram estatisticamente inferiores às taxas das localidades de Jebrat Al-Shiekh e Shiekan no Estado do Cordofão do Norte. As elevadas taxas de seroprevalência nestas duas localidades podem sublinhar um padrão diferente de PPR em comparação com outras áreas. Radostits *et al.* (2007) e Abubakar *et al.* (2008) referiram que a propagação do PPRV é por vezes reforçada pelas migrações. Por conseguinte, estas diferenças podem ser atribuídas aos movimentos contínuos e intensivos de animais (bovinos, ovinos, caprinos e camelos) em determinadas zonas do Estado do Cordofão do Norte. Os animais caminham do Sudão do Sul para a parte norte do Sudão através da região do Cordofão à procura de pasto, água e fugindo de insectos que picam, carraças e doenças transmitidas por carraças (TBD). Por outro lado, os animais são também transportados do Darfur para os mercados da capital Cartum para fins comerciais, passando pela região do Cordofão. É evidente que estas deslocações de animais através do estado do Cordofão do Norte facilitam a propagação de doenças infecciosas, incluindo a PPR, ao contaminarem as fontes de água e as pastagens partilhadas, à medida que os animais se deslocam de um local para outro.

A raça Zaghawa apresentava a taxa de seroprevalência da PPR mais elevada, enquanto, em contrapartida, a raça Garrage apresentava a mais baixa. Isto pode ser explicado pelo facto de algumas raças

têm resistência à infeção por PPRV e é consistente com os resultados de campo do Sudão de Abu bakar *et al.* (2011).

Os animais com idades compreendidas entre os 2 e os 3 anos apresentavam a taxa de seroprevalência aparentemente mais elevada do grupo etário e os animais com menos de 1 ano a taxa aparentemente mais baixa. Este resultado confirmaria as conclusões da maioria dos estudos efectuados sobre o PPRV, como os de El-Rasih (1992), Saliki *et al.* (1993), Srinivas e Gopal (1996) e Abubakar *et al.* (2011), que confirmaram uma distinção na suscetibilidade e no nível de anticorpos contra o PPRV em diferentes grupos etários. No entanto, neste estudo, todas as taxas foram estatisticamente iguais, o que aponta para uma natureza mais endémica da PPR ou para uma estabilidade endémica nas duas áreas de estudo.

As mulheres apresentaram uma taxa de seroprevalência significativamente mais elevada do que os homens. Isto está em desacordo com os resultados de Abubakar *et al.* (2011) e Sarker e Hemayeatul (2011). No entanto, os borregos foram o grupo etário mais suscetível à infeção por PPR nos bandos estudados por El-Rasih (1992), Saliki *et al.* (1993), Srinivas e Gopal (1996) e Abubakar *et al.* (2011). Por conseguinte, pode imaginar-se uma transmissão contínua do PPRV dos borregos para as suas mães.

A taxa global de prevalência de anticorpos contra o PPRV em amostras de soro de ovinos recolhidas nas sete localidades dos Estados do Cordofão do Norte e de Kassala, no Sudão, foi superior às taxas comunicadas por Mulindwa *et al.* (2011) para o Uganda (57.6%); Waret-Szkuta *et al.* (2008) para a Etiópia (52,5%); Senyael *et al.* (2009) para a Tanzânia (45,8%), Abd El-Rahim *et al.* (2010) para o Egito (63,40%); Bidjeh *et al.* (1995) para o Chade (34%); Olivier *et al.* (2011) para a Tunísia (7.5%); Rashid *et al.* (2008) para o Paquistão (28,8%); Wang *et al.* (2008) para a China (17,6%); Waret- Szkuta *et al.* (2008) para a Turquia (22,4%), Waret- Szkuta *et al.* (2008) para a Índia (33,0%); Al- Majali *et al.* (2008) para a Jordânia (29,0% em ovinos, 49.0% nos caprinos; 60,0% e 74,0% dos rebanhos de ovinos e caprinos) e Al-Afaleq *et al.* (2004) para a Arábia Saudita (3,1% nos ovinos e 0,6% nos caprinos), este último utilizando um ensaio de neutralização em microtítulo que é conhecido pela sua baixa sensibilidade. No Iémen, a seroprevalência do PPRV foi de 15,0% em ovinos e 18,0% em caprinos (Al-Majali *et al.,* 2008). Uma explicação plausível para a taxa de seroprevalência elevada encontrada neste estudo pode estar relacionada com a utilização da vacina contra a peste bovina no passado para controlar o PPRV no Sudão. Recentemente, as campanhas de vacinação contra a RP foram interrompidas no processo de declaração dos países africanos como livres de RP (via da OIE para a RP no Sudão). A vacinação contra o PPRV utilizando uma vacina homóloga produzida localmente foi estabelecida em 2002 e foi planeada para controlar a doença; no entanto, não são praticadas quaisquer campanhas de vacinação organizadas. Para além disso, alguns proprietários e pastores não desejam vacinar os seus animais porque pensam que a vacinação causa a doença em si, em vez de proteger os seus animais contra ela. Além disso, a falta de quarentena para os animais infectados e a livre circulação de animais, sobretudo bovinos, ovinos, caprinos e camelos, tal como praticada pelos pastores nómadas e semi-nómadas, bem como a prática desenfreada do pastoreio comunitário e a partilha de fontes de água, são factores que podem desempenhar um papel importante na propagação do PPRV, facilitando a sua transmissão entre as populações de pequenos ruminantes e a sua incursão em novas áreas não infectadas. Na Síria, a taxa de seroprevalência do PPRV nos rebanhos de ovinos foi de 96,0% (Al-Majali *et al.,* 2008), o que é significativamente mais elevado do que no Sudão.

Desde que o PPRV foi detectado, a sua presença tem sido regularmente confirmada no Sudão por Hassan *et al.* (1994), Haroun *et al.* (2002), Intisar *et al.* (2009), Wifag (2009), Nussieba (2005), Nussieba *et al.* (2008), Nussieba *et al.* (2009a), Nussieba *et al.* (2009b), Khalafalla *et al.* (2010) e Osama em 2010. No Uganda, os relatórios recentes são de Sande *et al.* (2011), Mulindwa *et al.* (2011) e Luka *et al.* (2011). As confirmações regulares recentes de PPR na Etiópia foram efectuadas por Roger *et al.* (2000), Roger *et al.* (2001), Gopilo (2005), Berhe (2006), Waret-Szkuta *et al.* (2008) e pela USAID em 2010. Wamwayi *et al.* (1995), FAO (2008), USAID, (2010) e Banyard *et al.* (2010) comunicaram a ocorrência regular de PPR no Quénia, tal como Swai *et al.* (2009) na Tanzânia. Tendo em conta a ocorrência regular de PPR na África Oriental, é altamente prioritário iniciar uma rede de vigilância, controlo e erradicação desta doença importante, que foi sugerida e é apoiada na região.

O conhecimento dos factores de risco associados à PPR é um pré-requisito importante para a conceção e implementação de estratégias de controlo eficazes e para programas de gestão que possam conduzir ao controlo e à erradicação do vírus. A compreensão destes factores de risco e da sua associação e contribuição para a ocorrência e propagação do PPRV nas populações de pequenos ruminantes é também uma boa ajuda para o diagnóstico clínico e para a determinação da epidemiologia e dos padrões da PPR.

Poucos estudos no Sudão abordaram os factores de risco associados à seropositividade ao PPRV (Al-Majali *et al.,* 2008). No presente estudo, foi utilizada uma análise univariada com recurso ao qui-quadrado, com um intervalo de confiança de 95% e um valor de $p < 0,05$, para identificar potenciais factores de risco associados à seropositividade ao teste cELISA para a infeção por PPRV. Os factores de risco significativos associados à positividade ao cELISA na análise univariada foram o estado, a localidade, a raça, o sexo e o número de machos. Isso está de acordo com o que foi relatado por Nanda *et al.* (1996), Radostits *et al.* (2007), Waret-Szkuta *et al.* (2008), Abd El-Rahim *et al.* (2010), Abubakar *et al.* (2011) e Sarker e Hemayeatul (2011). A associação positiva do estado e da localidade com a positividade da PPR no cELISA está em desacordo com as conclusões de Ozkul *et al.* (2002).

Ao nível do animal individual, a idade e o tamanho da manada não foram significativos na análise univariada. Este facto está em desacordo com as conclusões de Waret-Szkuta *et al.* (2008), Al-Majali *et al.* (2008), Banyard *et al.* (2010) e Abubakar *et al.* (2011). A associação insignificante da idade com a positividade do PPRV cELISA indica que os anticorpos ocorrem em todos os grupos etários e que o vírus também está em circulação constante em ovinos de todas as idades. Isto pode ser elucidado pelo facto de os animais do grupo etário mais vulnerável (borregos) morrerem assim que contraem o vírus e apenas os animais com alguma resistência sobreviverem; consequentemente, a deteção de anticorpos no soro de grupos etários que não os borregos é lógica.

A associação insignificante entre o tamanho do rebanho e o facto de ser positivo no cELISA para o PPRV pode dever-se ao facto de todos os proprietários e pastores, com um número pequeno ou grande de animais, praticarem o pastoreio e/ou o abeberamento em comum; por conseguinte, todos os animais, nessas alturas, correm o mesmo risco de serem infectados pelo PPRV ao entrarem em contacto com animais infectados. O mesmo se aplica a outros factores de risco potenciais não significativos abordados na análise univariada, que foram o número de fêmeas no efetivo, o número de animais jovens no efetivo, a compra de animais ao exterior, as medidas tomadas antes de introduzir o novo animal no efetivo, o sistema de produção praticado, a mistura de efectivos em pontos comuns e o local onde os efectivos são misturados. Tanto quanto é do conhecimento do autor, este é o primeiro relatório de associações destes potenciais factores de risco com um estatuto de PPRV cELISA positivo no Sudão.

A análise multivariada, utilizando a regressão logística, com um intervalo de confiança de 95% e um valor de $p < 0,05$, foi utilizada para avaliar a associação entre os factores de risco significativos identificados na análise univariada, em combinação com um estatuto cELISA positivo para a PPR. No entanto, alguns factores de risco potenciais considerados importantes com $p < 0,20$ na análise univariada foram também incluídos na análise multivariada. Esta análise mostrou uma associação entre o estatuto de ser positivo no teste cELISA para a infeção por PPRV e a localidade, com as ovelhas da localidade de Jebrat Al-Shiekh (Exp(B) = 11,41), as ovelhas da localidade de Barra (Exp(B) = 4,400) e as ovelhas da localidade de Al-Girba (Exp(B) = 2,657) a terem um risco acrescido de se tornarem seropositivas. Esta associação positiva da localidade como fator de risco está em desacordo com os resultados de Ozkul *et al.* (2002). No entanto, está de acordo com os resultados de Waret-Szkuta *et al.* (2008), Abd El-Rahim *et al.* (2010), Abubakar *et al.* (2011) e Sarker e Hemayeatul (2011), que também apontaram para aglomerados geográficos de ocorrência da doença PPR.

Quando os factores de risco individuais são combinados, as associações entre raças e seropositividade cELISA deixam de existir. Gopilo (2005) também não encontrou nenhuma associação entre o status da PPR e as raças. Além disso, a análise mostrou que não havia associações significativas entre ter um cELISA positivo para PPRV e a idade. Ozkul *et al.* (2002), Singh *et al.* (2004), Waret-Szkuta *et al.* (2008) e Abd El-Rahim *et al.* (2010), pelo contrário, encontraram tais dependências de idade. Uma explicação para esta diferença nos resultados da investigação poderia ser o facto de o PPRV ser altamente imunogénico e de os animais naturalmente infectados permanecerem positivos em termos de anticorpos durante muito tempo após a recuperação, enquanto os animais altamente susceptíveis morrem quando são infectados.

Na combinação de factores, foi estabelecida uma associação significativa entre ser cELISA positivo para PPR e o sexo. As mulheres apresentavam um risco acrescido (Exp(B) = 1,955) em comparação com os homens ($p=0,001$). Sarker e Hemayeatul (2011), em contrapartida, não encontraram diferenças entre os sexos. No entanto, há que ter em conta que as mulheres estão sujeitas a mais factores de stress, como a gravidez e a lactação; além disso, a duração da vida produtiva das mulheres é mais longa do que a dos homens. O número proporcionalmente mais elevado de fêmeas nos efectivos, em comparação com os machos, pode ser outra explicação para o facto de, estatisticamente, se ter verificado que as fêmeas apresentavam um risco acrescido de atingir um estatuto seropositivo.

A análise mostrou ainda que existia uma associação significativa entre o facto de o teste cELISA ser positivo para a PPR e o número de machos no efetivo, com um baixo número de machos (< 10 machos) nos efectivos em maior risco (Exp(B) = 2,802; p-value = 0,006) quando comparado com a categoria de referência (efectivos com >40 machos). As razões prováveis vão desde factores biológicos a factores genéticos. No entanto, são necessários mais estudos a este respeito para explorar uma explicação cientificamente mais convincente. Tanto quanto é do conhecimento dos autores, este é o primeiro relatório sobre uma possível associação do número de machos nas manadas como fator de risco para a seropositividade à PPR no Sudão.

Para além do número de machos, verificou-se que o número de animais jovens no bando estava associado à seropositividade no cELISA. Os efectivos com mais de 40 animais jovens apresentavam um risco cerca de 4,5 vezes superior quando comparados com a categoria de referência, os efectivos com 10 a 20 animais jovens. Ozkul *et al.* (2002), Singh *et al.* (2004) e Abd El-Rahim *et al.* (2010) indicaram que os animais jovens, tanto de ovinos como de caprinos, depois de perderem a imunidade materna, ficam em maior risco do que os adultos e têm mais hipóteses de se tornarem seropositivos ao PPRV. Por conseguinte, quanto maior for o número de animais jovens nos efectivos, maior será o número de fontes de PPRV.

Não foi possível estabelecer uma associação significativa entre o facto de o teste cELISA ser positivo para o PPRV e o local onde os efectivos se misturam. Isto pode estar relacionado com o facto de a PPR ser transmitida de animais infectados para animais susceptíveis por contacto, quer o contacto ocorra em pontos de abeberamento, pastagens ou em ambos.

Diz-se que os proprietários tradicionais e os pastores têm imensos e bons conhecimentos práticos, experiência e compreensão nos seus domínios e actividades agrícolas. Estes conhecimentos são muito úteis quando se pretende obter informações sobre a suscetibilidade de raças, grupos etários e sexos a uma determinada doença de interesse ou quando é necessária informação sobre os padrões da doença em diferentes sistemas de produção, comunidades e cadeias de valor, tratamentos e estratégias de controlo local (Tun, 2007). A quantidade de conhecimentos das pessoas sobre um determinado sector agrícola está geralmente relacionada com o tipo de atividade económica que desenvolvem. O conhecimento comunitário relacionado com a saúde animal tem sido designado como conhecimento veterinário existente ou medicina etno-veterinária indígena (Tun, 2007). Nas últimas décadas, a recolha de conhecimentos veterinários existentes ou de medicina etno-veterinária indígena através de inquéritos tornou-se um método importante para identificar problemas de saúde animal nas comunidades (Tun, 2007).

Contudo, os conhecimentos veterinários existentes ou a medicina etno-veterinária indígena podem ser utilizados para conceber melhores projectos e programas de saúde animal, para melhorar a vigilância, para estabelecer sistemas de notificação mais eficientes e para promover estratégias de controlo e gestão (Tun, 2007). Atualmente, a ciência baseia-se fortemente em medições quantitativas, como medições de anticorpos ou titulações de vírus em culturas celulares e outras ferramentas de diagnóstico. Estas são, de facto, pontuações numéricas de observações qualitativas. Por exemplo, muitos testes serológicos não distinguem entre anticorpos induzidos pela vacina e anticorpos induzidos pela doença. Assim, a decisão final e a interpretação em ciências biológicas baseiam-se em factores qualitativos e subjectivos (Tun, 2007). A investigação quantitativa é frequentemente morosa e dispendiosa, e depende de uma amostragem física ou social extensiva com custos elevados. A investigação qualitativa, em comparação, baseia-se na recolha de observações, relatórios históricos e opiniões de informadores, bem como em observações diretas dos investigadores. Os estudos qualitativos efectuados após um inquérito quantitativo podem melhorar consideravelmente a interpretação dos resultados e das conclusões. No entanto, são necessárias investigações qualitativas e quantitativas para uma compreensão completa da ecologia de uma doença (Tun, 2007).

Os resultados dos questionários administrados aos proprietários e aos pastores mostraram que todos os inquiridos eram do sexo masculino e que a maioria deles não tinha instrução. Por conseguinte, o facto de evitarem a vacinação, de não tomarem medidas quando surgem doenças dos animais, incluindo a PPR, e de praticarem o pastoreio e o abeberamento colectivos pode estar relacionado com o seu baixo nível de instrução.

Os proprietários e pastores de ovinos classificaram a PPR (78 pontos de pontuação total) como a terceira doença economicamente mais importante entre as doenças e condições dos animais prevalecentes nas regiões de estudo, depois da SPP (144 pontos de pontuação total) e do botulismo (88 pontos de pontuação total). A classificação das doenças como sendo economicamente mais importantes está, muito provavelmente, relacionada com as perdas económicas que causam em termos de morbilidade, mortalidade e redução do valor de mercado dos animais, para além do custo dos tratamentos. A classificação da SPP e da PPR como doenças importantes está de acordo com o que foi encontrado pelo ILRI (2009). Em contraste, o botulismo recebeu uma importância menor no estudo efectuado pelo ILRI (2009). Além disso, os nossos resultados são diferentes dos de um estudo realizado no estado do Nilo Branco, no Sudão, por Wifag (2009), em que 48,8% dos proprietários e pastores selecionaram a PPR como a doença mais importante; 46,5% (n = 40) selecionaram outras doenças e 4,70% (n = 4) não faziam ideia de qual era a doença mais importante. A questão de saber se esta disparidade está relacionada com diferenças na epidemiologia da PPR nas diferentes regiões merece uma investigação mais aprofundada.

Por outro lado, os veterinários classificaram a PPR (121 pontos) como a doença mais importante do ponto de vista económico, seguida da SPP (111 pontos) e dos parasitas do sangue (76 pontos). Isto está de acordo com as conclusões do ILRI (2009), onde a PPR foi classificada como a doença número 1 dos ovinos na região oriental, enquanto não havia informação disponível sobre a sua classificação na região do Cordofão. Relativamente à classificação da SPP, também está de acordo com as conclusões do ILRI (2009), em que a

SPP foi classificada como a primeira doença importante dos ovinos na região do Cordofão, não estando disponível informação sobre a sua classificação na região oriental. O facto de a PPR e a SPP estarem classificadas como as doenças mais importantes dos ovinos reflecte sem dúvida o seu quadro alarmante no Sudão e a sua cobertura em quase todos os estados.

A maioria dos proprietários e pastores indicou conhecer os sintomas clínicos da infeção por PPRV. Wifag (2009) discorda, tendo constatado que apenas cerca de 50% dos proprietários e pastores conheciam alguns sintomas clínicos da infeção por PPRV, enquanto a outra metade desconhecia os principais sintomas clínicos. Esta discordância pode estar relacionada com a dissemelhança do número de questionários aplicados aos proprietários e aos pastores. Neste estudo, os proprietários e os pastores indicaram conhecer os seguintes sintomas clínicos da infeção por PPRV: perda de apetite, lacrimejamento, febre, depressão e embotamento, estomatite, tosse e dificuldade respiratória, perda de peso, fraqueza e emaciação, corrimento nasal, ereção do pelo e pelagem áspera, diarreia, baixa produção de leite e mortes. A partir desta constatação, pode concluir-se que os proprietários e os pastores têm um bom conhecimento dos sintomas clínicos da infeção por PPRV. Além disso, mais de metade dos proprietários e pastores que responderam aos questionários afirmaram já ter visto os sintomas clínicos da PPR nos seus efectivos. Wifag (2009) também referiu que um pouco menos de metade dos proprietários e pastores confirmaram ter visto os sintomas clínicos da PPR nos seus efectivos, ao passo que um pouco mais de metade não os viu. Wifag (2009) também relatou que 20,9 dos proprietários e pastores afirmaram que a morbilidade excedia a mortalidade, enquanto 18,6% consideravam que a mortalidade era superior à morbilidade. No entanto, 60,0% não foram capazes de abordar esta questão. Resta saber se os proprietários e os pastores viram realmente todos os sintomas clínicos mencionados da PPR ou se se lembraram do que sabiam por ouvir dizer. Sem dúvida, muitos proprietários e pastores não foram capazes de relacionar quaisquer sinais e sintomas com a doença da PPR.

Menos de metade dos proprietários e pastores que responderam ao questionário tinham vacinado os seus animais contra a PPRV. A maioria dos proprietários e pastores rejeita a vacinação porque pensa que a vacinação causa a doença em vez de proteger os seus animais contra ela. Também é possível que um número considerável de proprietários e pastores não vacine porque, por vezes, têm de pagar taxas de vacinação. Wifag (2009) também referiu que apenas um terço dos proprietários e pastores vacinavam contra o PRRV.

No presente estudo, mais de metade dos proprietários e pastores que vacinaram os seus animais fizeram-no em 2011, em vez de o fazerem em anos anteriores. A questão de saber se estas vacinações de 2011 estão relacionadas com o número crescente de surtos, bem como com o impacto económico destes surtos, permanece sem resposta.

O estudo mostrou que o número de animais vacinados é muito reduzido. É óbvio que este baixo número de animais vacinados contra o PPRV no Sudão não conduzirá a uma contenção e a um controlo eficazes do PPRV, devido ao facto de o Sudão ter milhões de animais hospedeiros susceptíveis. As campanhas de vacinação não estão bem organizadas desde a sua criação em 2002 (Intisar *et al.*, 2009). O nível educacional dos proprietários e pastores, o seu desconhecimento dos benefícios da vacinação e as taxas de vacinação podem ser explicações prováveis para o facto de apenas um número muito reduzido de animais ser vacinado. Além disso, a disponibilidade da vacina desempenha um papel essencial. Mais de metade dos proprietários e pastores que não tinham vacinado os seus animais anteriormente indicaram que a vacina não estava disponível.

No que se refere aos grupos etários dos ovinos, a maioria dos proprietários e pastores considerou que os animais com menos de 1 ano eram o grupo etário mais suscetível ao PPRV. É bem possível que isto reflicta a experiência que a maioria dos proprietários e pastores afirma ter tido com surtos de PPR. Na investigação de Wifag (2009) sobre a perceção da doença pelos pastores, 7%, 20,9% e 11,6% selecionaram os adultos, os jovens e os jovens e os adultos como grupos etários mais susceptíveis, respetivamente. No entanto, mais de 60% dos proprietários/criadores não tinham qualquer opinião sobre esta questão.

A maioria dos proprietários e pastores considerou que ambos os sexos (machos e fêmeas) são igualmente susceptíveis à PPR. Obviamente, ambos os sexos são vistos como estando sujeitos ao mesmo risco e fonte de vírus, por exemplo, em pontos comuns, embora Sarker e Hemayeatul (2011) tenham chegado a uma conclusão diferente.

A maioria dos proprietários e pastores considerou o contacto dos animais em pontos comuns, como pontos de abeberamento e pastagens, como a fonte essencial de surtos de PPR. Esta observação pode estar relacionada com o facto de se encontrarem quantidades substanciais de PPRV nas secreções e excreções de animais infectados (Chauhan *et al.*, 2009; Abu bakar *et al.*, 2011) e, por conseguinte, os pastos e as fontes de água estarem fortemente contaminados. Os animais susceptíveis apanham o vírus nesse local e ficam infectados.

Do mesmo modo, tão divergentes como são as respostas dos proprietários e dos pastores sobre a epidemiologia da PPR, são as suas avaliações dos impactos económicos da PPR na produção. Aborto e sub-fertilidade, perda de peso, emaciação e fraqueza, perda de leite, perda de valor de mercado, para além dos encargos com o tratamento, e mortes, todos foram declarados como afectando a produção. Mais uma vez, o Wifag em 2009 chegou a um resultado diferente, com as mortes a serem classificadas como o fator económico mais importante da doença PPR. Tal como acontece com os factores individuais importantes dos animais e dos rebanhos, um surpreendente 60% dos proprietários e pastores não tinham opinião sobre esta importante questão na investigação de Wifag (2009).

A maioria dos proprietários e dos pastores apercebeu-se de que os surtos não estavam especificamente associados às estações do ano. Isto está em desacordo com os relatórios de Abubakar *et al.* (2011), e Sarker e Hemayeatul (2011). Por outro lado, a maioria dos proprietários e pastores relatou que os surtos de PPR ocorrem anualmente. Se assim for, esta ocorrência anual de PPR na maioria dos efectivos sugere que a PPR assumiu um padrão endémico de ocorrência ou atingiu o estado de estabilidade endémica. As observações de Banyard *et al.* (2010) também apontam nesta direção; afirmam que a PPR é endémica na maioria dos países da África Oriental.

Durante um surto de PPR, os proprietários e os pastores tomam algumas medidas de proteção, como deixar de se deslocar ou afastar-se, evitar o contacto com os animais e informar as autoridades veterinárias. Outros, porém, não tomam qualquer medida. As medidas locais de controlo da doença, se aplicadas, podem ser um resultado valioso da longa experiência que os proprietários e pastores têm com muitas doenças animais infecciosas. FAO (1999), Saliki (2010), Abubakar *et al.* (2011) e Baron *et al.* (2011) confirmam a existência de tais medidas locais. Além disso, Al-Majali (2008) referiu que visitar o mercado de animais vivos é visto como um fator de risco para a transmissão do PPRV. O mesmo pode ser verdade para as visitas aos rebanhos no pasto. Como alguns dos proprietários e pastores conhecem este facto, impedem as pessoas de visitar as suas manadas. Outros proprietários e pastores são menos sérios: têm muito pouco conhecimento do PPRV e negligenciam os seus efeitos devastadores. Consequentemente, não tomam qualquer medida quando a PPR surge na sua área e não são afectados pelas acções positivas dos proprietários e pastores que tiveram uma experiência negativa com a PPR. Aqueles que não tomam medidas positivas podem fazê-lo porque a doença nunca ocorreu no seu efetivo. No entanto, a maioria dos proprietários e pastores que tiveram experiência com a PPR afirmaram que ela ocorreu nos últimos 5 anos, o que indica que a doença tem circulado recentemente.

No que respeita ao diagnóstico das doenças classificadas, em especial a PPR, a minoria dos veterinários considerou que o diagnóstico clínico era suficiente para a prática de rotina. A maioria sublinhou a necessidade dos diagnósticos clínico e laboratorial. Na ausência de um laboratório funcional ao alcance, a maioria dos surtos ou casos das doenças classificadas e da PPR não são, consequentemente, diagnosticados da forma correta. Ainda assim, as amostras têm de ser enviadas para o Instituto de Investigação Veterinária de Soba para confirmação do diagnóstico provisório. No entanto, Wifag (2009) referiu que os veículos disponíveis e outras instalações identificadas no seu estudo são principalmente adequados para um programa de controlo contínuo contra doenças epidémicas no Estado do Nilo Branco. No entanto, os orçamentos correntes são insuficientes para manter estas infra-estruturas (Wigaf, 2009).

O tratamento, o isolamento e a quarentena, a educação pública e a vacinação foram considerados por muitos dos veterinários como medidas necessárias contra as doenças classificadas. No entanto, a quimioterapia e a vacinação são as medidas mais fáceis de tomar contra as doenças animais no Sudão e a maioria das doenças classificadas são vistas como sendo tratadas de forma mais eficaz através da utilização de medicamentos (quimioterapia). Mesmo no caso das doenças que não podem ser tratadas com medicamentos, estes podem ser utilizados profilaticamente ou de forma curativa para infecções secundárias; em geral, a gravidade das doenças e as perdas económicas daí resultantes podem ser reduzidas. A maior parte das vacinas necessárias é produzida localmente para muitas das doenças classificadas como a PPR, a varíola ovina, a SH e o carbúnculo bacteriano, com exceção da vacina contra o botulismo, que tem de ser importada.

A maioria dos veterinários que responderam ao questionário referiu que a quarentena não é praticada no Sudão. Esta constatação pode estar relacionada com a falta de leis e de legislação, com as vastas áreas do Sudão e com o facto de não existirem rotas específicas para a circulação dos animais. A falta de pessoal técnico é outro problema, mesmo que sejam estabelecidos pontos de controlo. No entanto, a FAO (1999), Abubakar *et al.* (2011) e Baron *et al.* (2011) apontam para o facto de que o controlo dos surtos de PPR pode, pelo menos, ser essencialmente apoiado pelo controlo dos movimentos e pela quarentena.

Relativamente à ocorrência de PPR, a maioria dos veterinários entrevistados referiu que o último surto de PPR na sua localidade foi em 2011. Esta confirmação de surtos em 2011 apoia a ideia de que a PPR tem estado a circular recentemente nas localidades inquiridas. A prática generalizada de pastoreio e abeberamento colectivos por quase todos os proprietários e pastores, que leva a que animais saudáveis entrem em contacto com animais infectados, apoia esta hipótese. A livre circulação de animais de um local para outro também desempenha um papel significativo na disseminação da doença, para além do enorme número de animais susceptíveis existentes no Sudão. Além disso, a falta de conhecimento dos proprietários e dos pastores sobre a forma como o PPRV está a ser transmitido pode ser outra razão, para além do número muito reduzido de animais vacinados (MARF, 2009). Al-Majali (2008) e Wifag (2009) corroboram estes factores facilitadores subjacentes, com base nas suas investigações. Além disso, as mesmas explicações podem aplicar-se à sazonalidade ou ao padrão de ocorrência da PPR, mais uma vez apoiadas pela experiência da maioria dos veterinários que não associaram os surtos de PPR a nenhuma estação específica. Abubakar *et al.* (2011) e Sarker e Hemayeatul (2011) chegaram, em princípio, à mesma conclusão sobre a não sazonalidade da PPR.

A maioria dos veterinários também confirma que os ovinos são mais susceptíveis ao PPRV do que os caprinos. Para além de um efeito específico da própria espécie, a variação nos sistemas de criação e produção de ovinos e caprinos no Sudão torna provável a ocorrência de diferenças na doença em ambas as espécies. Os rebanhos de ovelhas são, na maior parte do Sudão, mantidos fora de casa para pastar e beber água, enquanto as cabras são criadas em casa e pastam não muito longe de casa. Além disso, os rebanhos de cabras são sempre constituídos por um número mais pequeno de animais em comparação com os rebanhos de ovelhas. Abubakar *et al.* (2009) não apoiam os efeitos do maneio e do tamanho do rebanho, mas sublinham a variação de espécies na suscetibilidade à infeção pelo PPRV e indicam que o PPR é mais grave nos caprinos do que nos ovinos, com base em investigações serológicas e observações clínicas.

Surpreendentemente, a maioria dos veterinários não detectou qualquer diferença entre as raças no que respeita à suscetibilidade ao PPRV. Se, como sugerido, a PPR tiver tomado um curso endémico de ocorrência no Sudão, isto resultaria em muito pouca diferença na suscetibilidade das diferentes raças. Abu bakar *et al.* (2011)

sublinham, no entanto, que a PPR está significativamente associada às raças, sendo a prevalência nas raças autóctones de cabras bengalis mais elevada do que nas raças exóticas de cabras; além disso, as raças guineenses são reconhecidas como sendo altamente susceptíveis (Abu bakar *et al.*, 2011).

A maioria dos veterinários considera o grupo etário <1 ano como o mais suscetível ao PPRV, o que não foi confirmado neste estudo. Pode procurar-se uma explicação na imunidade dos diferentes grupos etários. Os animais mais velhos foram provavelmente expostos ao PPRV muitas vezes e, como resultado, desenvolvem imunidade contra infecções graves. O inverso pode ser verdadeiro para os animais mais jovens, depois de perderem a imunidade materna. Este facto está de acordo com os relatórios de Saliki *et al.* (1993), Srinivas e Gopal (1996), Ozkul *et al.* (2002), Singh *et al.* (2004), Waret-Szkuta *et al.* (2008) e Abd El-Rahim *et al.* (2010).

A maioria dos veterinários considera que tanto os machos como as fêmeas são igualmente susceptíveis ao PPRV. Considera-se que os machos e as fêmeas estão sujeitos ao mesmo risco e à mesma fonte de PPRV, o que contradiz os relatórios de Waret-Szkuta *et al.* (2008), Abubakar *et al.* (2011) e Sarker e Hemayeatul (2011), onde

foi identificada uma associação significativa da infeção pelo PPRV com o sexo dos caprinos, sendo os bodes aparentemente mais propensos à infeção pelo PPRV do que as cabras.

Os principais sinais clínicos da infeção por PPRV observados frequentemente pelos veterinários nas regiões do estudo foram a dificuldade respiratória, a dispneia e a tosse, as descargas oculonasais serosas ou mucopurulentas, a estomatite, a diarreia mucoide ou sanguinolenta, as erosões na vulva ou no prepúcio, a elevada morbilidade, a elevada mortalidade em animais jovens, a elevada mortalidade em adultos, o aborto, a perda de peso, a fraqueza e a emaciação, a perda de produção de leite e o lacrimejo. Este vasto espetro de sinais clínicos quase copia as listas de sinais compiladas nos manuais de veterinária (Radostits *et al.*, 2007).

A última vacinação contra a PPR nas localidades inquiridas foi considerada por quase todos os veterinários como tendo sido em 2011. É muito provável que surtos francos de PPR em maior escala tenham ocorrido há pouco tempo. Por outro lado, o número de animais vacinados (648.900 animais do inquérito por questionário) é muito pequeno. O MARF (2009) também registou apenas um pequeno número de animais vacinados. A ignorância dos proprietários e pastores em vacinar os seus animais, as taxas de vacinação e também a escassez de vacinas terão contribuído para esta cobertura de vacinação insatisfatória, também registada noutro estado do Sudão num ano anterior (Wifag, 2009).

A maioria dos veterinários confirma que está confrontada com um sistema nómada tradicional. A escassez de alimentos e de água são os factores determinantes deste sistema. A maioria dos proprietários e pastores desloca-se livremente de um local para outro à procura de pasto e água para os seus animais. Este sistema também prevaleceu nas investigações de Wifag (2009). Surpreendente é, pois, o facto de quase todos os veterinários não terem conseguido identificar a(s) rota(s) migratória(s) dos nómadas. Na ausência de regulamentos e leis sobre a circulação, esta área não preocupa os serviços veterinários.

Quando ocorrem surtos de PPRV, as fontes prováveis são a introdução de novos animais, o contacto com animais selvagens e a circulação de animais. O contacto direto que ocorre nas pastagens e nos pontos de abeberamento foi o mais pontuado pelos veterinários. O período de sobrevivência do vírus é uma questão neste contexto, uma vez que o PPRV pode viver mais tempo na água potável, tendo em conta a sua sobrevivência a 60° C durante 60 segundos e a sua estabilidade entre pH 4,0 e pH 10,0, tal como referido pela OIE (2008).

Os veterinários enfrentam uma série de problemas e inconvenientes frustrantes quando tentam aplicar um programa de controlo de doenças. Os resultados dos questionários indicam que esses inconvenientes vão desde a dificuldade de diagnóstico, a logística insuficiente, a distância dos animais aos serviços veterinários e a vasta área a cobrir, a falta de vontade dos proprietários para vacinar, o seu desconhecimento dos benefícios da vacinação, cadeias de frio insuficientes e problemas de armazenamento de vacinas, fornecimento insuficiente de vacinas, preparação e dosagem inadequadas das vacinas, movimento contínuo e descontrolado de ovinos e outros animais de e para as zonas, utilização descontrolada de medicamentos, grande número de animais a vacinar, certificados de vacinação que por vezes não são emitidos e que os proprietários não guardam, notificação tardia dos surtos às autoridades veterinárias e sistema de registo ineficaz.

Os veterinários sugeriram algumas soluções para os problemas, a fim de melhorar a qualidade dos serviços veterinários nas áreas de estudo e no Sudão. As sugestões vão desde a construção de laboratórios bem equipados, a disponibilização de vacinas e a aplicação da vacinação de rotina por lei, a promoção da extensão e da educação pública, a redução do contacto dos animais e a regulação dos movimentos de e para as áreas por lei, o estabelecimento de pontos de controlo, o acompanhamento intensivo e sistemas de informação adequados, a disponibilização de logística, a disponibilização de cadeias de frio, a formação, incluindo a de veterinários, a melhoria das pastagens e do abastecimento de água e uma melhor preparação das vacinas. A questão de saber se os investimentos se justificam ou se mais acções de "policiamento" por parte dos serviços veterinários são a panaceia tem de ser vista com grandes reservas. O maior problema parece ser o facto de os serviços veterinários não estarem bem ligados às comunidades de criadores de animais e de a comunicação entre eles ser apenas fragmentária.

CONCLUSÕES E RECOMENDAÇÕES

Conclusões

A partir dos resultados do estudo, pode concluir-se que, de acordo com o diagnóstico serológico, o PPRV prevalece nos ovinos dos Estados do Cordofão do Norte e de Kassala, no Sudão, com taxas de seroprevalência muito elevadas em ambos os Estados. Algumas localidades nos Estados, a raça ovina Zaghawa e o sexo feminino foram identificados como factores de risco para níveis elevados de seroprevalência.

Os muitos surtos que ocorreram em 2011 indicam que os programas de vacinação contra a PPR não estão bem organizados e implementados. O número de animais vacinados é insignificantemente pequeno em comparação com o grande número de animais susceptíveis existentes na região. Esta situação não pode levar a uma contenção eficaz da doença e à paragem dos surtos.

Outro obstáculo ao controlo da PPRV por vacinação é o facto de os proprietários e pastores de ovinos terem poucos conhecimentos sobre os benefícios da vacinação. Isto é visto pelos veterinários regionais como um dos principais problemas que interferem com a implementação de qualquer programa de controlo do PPRV. Além de serem altamente cépticos em relação à vacinação, os proprietários de ovinos e os pastores têm um bom conhecimento dos padrões de infeção pelo PPRV, dos seus sinais clínicos, da sazonalidade da ocorrência, das fontes de infeção, do impacto económico e do quadro da doença em diferentes grupos etários, raças e sexos.

Com base nos resultados do estudo, os factores de risco associados aos surtos de PPRV nos Estados do Cordofão do Norte e de Kassala são a localidade, a raça, o sexo e o número de machos na manada. Em contrapartida, a idade, a dimensão do efetivo, o número de fêmeas no efetivo, o número de animais jovens no efetivo, a compra de animais ao exterior ou o aumento do efetivo através da reprodução, as medidas tomadas aquando da introdução de novos animais, os diferentes sistemas de criação, a mistura de diferentes efectivos em pontos comuns e os locais onde os efectivos se misturam não foram considerados factores significativamente associados à ocorrência de surtos de PPRV.

A varíola ovina, o botulismo, a PPR e os parasitas do sangue, nesta ordem, são doenças de importância económica para os proprietários e pastores de ovinos nos Estados do Cordofão do Norte e de Kassala.

A vacinação e o tratamento são as principais medidas de controlo tomadas contra a PPR e muitas outras doenças no Sudão. Em contrapartida, o controlo dos movimentos e a quarentena, estratégias muito importantes no controlo do PPRV, tal como recomendado pela OIE, não são praticados.

Por último, e mais importante, os resultados do estudo sugerem que o PPRV já não apresenta caraterísticas de doença epidémica; pelo contrário, parece ter sido atingido um padrão endémico de ocorrência.

Recomendações

O estudo mostra a necessidade de:

1- Mais estudos sobre potenciais factores de risco que aumentam a propagação e a transmissão do PPRV no Sudão.
2- O papel dos bovinos e camelos na epidemiologia do PPRV não é totalmente compreendido, pelo que se justifica a realização de estudos sobre estes aspectos.
3- O impacto socioeconómico da PPRV e a relação custo-benefício da vacinação devem ser compreendidos.
4- Uma vez que muitos dos proprietários de ovinos e pastores não estão convencidos dos benefícios da vacinação, devem ser iniciados programas de extensão e comunicação para permitir que os proprietários de ovinos e de outros animais compreendam a importância da vacinação no controlo e erradicação do PPRV e de outras doenças infecciosas e também compreendam os riscos para os seus animais ao praticarem o pastoreio e o abeberamento comunitários e a livre circulação de um local para outro.
5- É necessário reforçar os actuais sistemas de informação e comunicação e um sistema de identificação dos animais vacinados.
6- A criação de laboratórios bem equipados pode tratar os agentes patogénicos perigosos sem colocar em risco os seres humanos e os animais, pelo menos a nível estatal, se não a nível local.
7- Um DIVA é essencial, uma vez que os testes actuais não distinguem entre anticorpos induzidos pelo PPRV e anticorpos induzidos pela vacina.
8- A legislação deve ser melhorada, actualizada e aplicada para garantir que os movimentos dos ovinos e de outros animais sejam controlados através da aplicação de um sistema de licenças para os movimentos dos animais e de pontos de controlo rodoviários. Além disso, todos os proprietários e pastores de ovinos devem vacinar obrigatoriamente os seus animais todos os anos.
9- Mais importante ainda, deve ser imediatamente lançado um programa integrado de controlo e erradicação realista, tal como recomendado pelo OIE.
10- Sugere-se a criação de uma rede regional de vigilância, controlo e erradicação desta importante doença na região, que deve ser iniciada imediatamente, uma vez que o PPRV foi notificado noutros países da África Oriental.

REFERÊNCIAS

Abd El-Rahim, I. H. A., Sharawi, S. S. A., Barakat, M. R. e El-Nahas, E. M. (2010): Um surto de peste dos pequenos ruminantes em rebanhos migratórios de ovinos e caprinos no Egito em 2006. *Rev. sci. tech. Off. int. Epiz.*, ***29*** **(3)**, 655 - 662.

Abdollahpour, G., Raoofi, A., Najafi, J., Sasani, F. e Sakhaie, E. (2006): Clinical and para- clinical findings of a recent outbreak of peste des petits ruminants in Iran. *J. Vet. Med. B. Infect. Dis. Vet. Public Health,* ***53*** **(1)**, 14 - 16.

Abraham, G. e Berhan, A. (2001): Utilização do ensaio de imunoabsorção enzimática (ELISA) de captura de antigénio para o diagnóstico da peste bovina e da peste dos pequenos ruminantes na Etiópia. *Tropical Animal Health and Production,* **33 (5)**, 423-430.

Abu Elzein, E. M. E., Hassanien, M. M., Al-Afaleq, A. I., Abdlhadi, F. M. e Housawi, F. M. T. (1990): Isolamento da peste dos pequenos ruminantes de cabras na Arábia Saudita. *Vet. Rec.*, **127**, 309 - 310.

Abu Elzein, E. M., Housawi, F. M., Bashareek, Y., Gameel, A. A., Al-Afaleq, A. I. e Anderson, E. (2004): Severe PPR infection in gazelles kept under semi-free range conditions. *J. Vet. Med. B: Infect. Dis. Vet. Public Health,* **51 (2)**, 68-71.

Abubakar, M., Haider, A. K., Muhammad, J. A., Manzoor, H. e Qurban, A. (2011): Review: Peste des petits ruminants (PPR): Disease appraisal with global and Pakistan perspective (Avaliação da doença numa perspetiva global e paquistanesa). *Small Ruminant Research,* **96**, 1-10.

Abubakar, M., Jamal, S. M., Arshed, M. J., Hussain. M. e Ali, Q. (2009): Peste des petits ruminants virus (PPRV) infection: its association with species, seasonal variations and geography. *Trop. Anim. Health Prod.*, **41 (7)**, 1197-1202.

Abubakar, M., Ali, Q. e Khan, H. A. (2008): Prevalence and mortality rate of peste des petits ruminant (PPR): possible association with abortion in goat. *Trop. Anim. Health Prod.,* **40**, 317-321.

Abubakar, M., Jamal, S. M., Hussain, M. e Ali, Q. (2008): Incidence of peste des petits ruminants (PPR) virus in sheep and goat as detected by immune-capture ELISA (Ic- ELISA). *Small Rumin. Res.*, **75**, 256 - 259.

Ahmad, K., Jamal, S., Ali, Q. e Hussain, M. (2005): An outbreak of peste des petits ruminants in a goat flock in Okara, Pakistan. *Pakistan Veterinary Journal,* **25**, 146 - 148.

Al-Afaleq, A., Abu-Elzein, E., A., Al-Naeem, M. e Amin, M. (2004): Serosurveillance for peste des petits ruminants (PPR) and rinderpest antibodies in naturally exposed Saudi sheep and goats. *Veterinarski Arhiv*, **74 (6)**, 459 - 465.

Al-Dubaib, M. A. (2009): Peste des petits ruminants morbillivirus infection in lambs and young goats at Qassim region, Saudi Arabia. *Trop. Anim. Health Prod.,* **41**, 217 - 220.

Al-Majali, A. M., Hussain, N. O., Amarin, N. M., e Majok, A. A. (2008): Seroprevalence of, and risk factors for, peste des petits ruminants in sheep and goats in Northern Jordan. *Preventive Veterinary Medicine,* **85**, 1 - 8.

Al-Naeem, A., Elzein, E. e Al-Afaleq, A. I. (2000): Epizootiological aspects of peste des petits ruminants and rinderpest in sheep and goats in Saudi Arabia (Aspectos epizootiológicos da peste dos pequenos ruminantes e da peste bovina em ovinos e caprinos na Arábia Saudita). *Rev. Sci. Tech.*, **19**, 855 - 858.

Amjad, H., Qamar ul, I., Forsyth, M., Barrett, T. e Rossiter, P. B. (1996): Peste des petits ruminants in goats in Pakistan. *Vet. Rec.,* **139**, 118 - 119.

Anderson, J. e McKay, M. (1994): A deteção de anticorpos contra o vírus da PPR em bovinos, ovinos e caprinos e as possíveis implicações para os programas de controlo da RP. *Epid. e Infect.,* **112**, 225-231.

Anónimo (2008): Departamento de Estatística e Informação. Relatório anual. Ministério dos Recursos Animais e das Pescas, Cartum, Sudão.

Asim, M., Rashid, A., Chaudhary, A. H. e Noor, M. S. (2009): Produção de uma vacina homóloga de cultura de células vivas atenuadas para o controlo da peste dos pequenos ruminantes em pequenos ruminantes. *Pakistan Vet. J.,* ***29*** **(2)**, 72 - 74.

Asim, M., Rashid, A., Hussain, A. e Noor, M.S. (2008): Criação de soro hiperimune de coelho para o diagnóstico laboratorial do vírus da Peste dos Pequenos Ruminantes (PPR). *J. Anim. Pl. Sci.,* **18 (1)**, 14 - 16.

Awa, D. N., Njoya, A. e Ngo Tama, A. C. (2000): Economics of prophylaxis against peste des petits ruminants and gastrointestinal helminthosis in small ruminants in north Cameroon. *Trop. Anim. Health Prod.,* **32**, 391 - 403.

Ayari-Fakhfakh, E., Ghram, A., Bouattour, A., Larbi, I., Gribaa-Dridi, L., Kwiatek, O., Bouloy, M., Libeau,

G., Albina, E. e Cetre-Sossah, C. (2010): First serological investigation of peste-des-petits-ruminants and Rift Valley fever in Tunisia. *Veterinary Journal*, **187 (3),** 402 - 404.

Bailey, D., Ashley, B., Pradyot, D., Aykut, O. e Tom, B. (2005): Sequência completa do genoma do vírus da peste dos pequenos ruminantes, um membro do género *Morbillivirus*. *Virus Research,* **110**, 119-124.

Balamurugan, V., Sen, A., Venkatesan, G., Yadav, V., Bhanot, V., Riyesh, T., Bhanuprakash, V. e Singh, R. (2010): Sequence and Phylogenetic Analyses of the Structural Genes of Virulent Isolates and Vaccine Strains of Peste Des Petits Ruminants Virus from India [Análises filogenéticas e de sequências dos genes estruturais de isolados virulentos e estirpes vacinais do vírus da peste dos pequenos ruminantes da Índia]. *Transboundary and Emerging Diseases,* **57**, 352-364.

Bandyopadhyay, S. K. (2002): The economic appraisal of PPR control in India. In: 14th annual conference and national seminar on management of viral diseases with emphasis on global trade and WTO regime, Indian Virological Society, 18-20 de janeiro de 2002, Hebbal Bangalore.

Banyard, A. C., Parida, S., Batten, C., Oura, C., Kwiatek, O. e Libeau, G. (2010): Review: Global distribution of peste des petits ruminants virus and prospects for improved diagnosis and control (Distribuição global do vírus da peste dos pequenos ruminantes e perspectivas de melhoria do diagnóstico e do controlo). *J. Gen. Virol.*, **91**, 2885-2897.

Barhoom, S., Hassan, W. e Mohammed, T. (2000): Peste des petits ruminants in sheep in Iraq (Peste dos pequenos ruminantes em ovinos no Iraque). *Iraqi Journal of Veterinary Science,* **13**, 381 - 385.

Baron, M. D. e Barrett, T. (1995): Sequenciação e análise dos genes do nucleocapsídeo (N) e da polimerase (L) e dos domínios extragénicos da estirpe vacinal do vírus da peste bovina. *J. Gen. Virol.,* **76,** 593 - 603.

Baron, M. D., Parida, S. e Oura, C. A. L (2011): Review: Peste des petits ruminants: a suitable candidate for eradication? *Registo Veterinário*, **169**, 16 - 21.

Barrett, T. (1999): Morbillivirus infection, with special emphasis on morbillivirus of carnivores. *Vet. Microbiol.,* **69,** 3-13.

Barrett, T., Visser, I. K. G., Mamaev, L., Goatley, L., Bressem, M. F., e Van-Osterhaus, A. D. M. (1993a): Dolphine and porpoise morbilliviruses are genetically distinct from phocine distemper virus. *Virology,* **193**, 1010 - 1012.

Barrett, T., Amarel-Doel, C., Kitching, R. P. e Gusev, A. (1993b): Utilização da reação em cadeia da polimerase na diferenciação entre o vírus selvagem da peste bovina e o vírus da vacina nos mesmos animais. *Revue Scientifique et Technique Office International des Epizooties,* **12**, 865872.

Bazarghani, T. T., Charkhkar, S., Doroudi, J. e Bani Hassan, E. (2006): A review on peste des petits ruminants (PPR) with special reference to PPR in Iran. *J. Vet. Med. B. Infect. Dis. Vet. Public Health,* ***53*** **(1),** 17-18.

Berhe, G. (2006): Development of Dual Vaccines for the Control of Peste des Petits Ruminants and Capripox Infections of Small Ruminants (Desenvolvimento de Vacinas Duplas para o Controlo da Peste dos Pequenos Ruminantes e das Infecções por Capripox em Pequenos Ruminantes). Tese de doutoramento, Institut National Polytechnique de Toulouse, França.

Berhe, G. Minet, C., Le Goff, T., Barrett, A., Ngangnou, C., Grillet, G., Libeau, M., Fleming, D., Black, N. e Diallo, A. (2003): Desenvolvimento de uma vacina recombinante dupla para proteger os pequenos ruminantes contra as infecções pelo vírus da peste dos pequenos ruminantes e pelo capripoxvírus. *J. Virol.,* **77**, 1571 - 1577.

Bidjeh, K., Bornarel, P., Imadine, M. e Lancelot, R. (1995): First- time isolation of the peste des petits ruminants (PPR) virus in Chad and experimental induction of the disease (Abstract). *Rev. Elev. Med. Vet. Pays Trop.,* **48(4),** 295 - 300.

Braide, V. B. (1981): Peste des petits ruminantss. *World Anim. Review,* **39**, 25-28.

Bundza, A., Afshar, A., Dukes, T. W., Myers, D. J., Dulac, Susi, G. e Becker, A. W. E. (1988): PPR experimental (peste caprina) em caprinos e ovinos. *Canadian J. Vet. Res.*, **52**, 46-52.

Banco Central do Sudão (2004): Boletim Estatístico do Comércio Externo. Relatório anual 04. Direção de Estatística, Cartum, Sudão: CBS. 41. pp 9-12.

Banco Central do Sudão (2005): Boletim Estatístico do Comércio Externo. Relatório anual 05, Direção de Estatística, Cartum, Sudão: CBS. 42. pp 8-13.

Banco Central do Sudão (2006): Statistical Digest do comércio externo. Relatório anual 06, Direção de Estatística, Cartum, Sudão: CBS. 43. pp 13-16.

Banco Central do Sudão (2007): Boletim Estatístico do Comércio Externo. Relatório anual 07, Direção de Estatística, Cartum, Sudão: CBS. 44. pp 8-14.

Banco Central do Sudão (2008): Boletim Estatístico do Comércio Externo. Relatório anual 08, Direção de

Estatística, Cartum, Sudão: CBS. 45. pp 14-16.
Banco Central do Sudão (2009): Boletim Estatístico do Comércio Externo. Relatório anual 09, Direção de Estatística, Cartum, Sudão: CBS. 46. pp 13-15.
Chard, L. S., Bailey, D. S., Dash, P., Banyard, A. C. e Barrett, T. (2008): Sequências completas do genoma de duas estirpes virulentas do vírus da peste dos ruminantes, as estirpes da Costa do Marfim 1989 e da Nigéria 1976. *Virus Res.*, **136**, 192-197.
Chauhan, H. C., Chandel, B. S., Kher, H. N., Dadawala, A. I., e Agrawal, S. M. (2009): Review: Peste des petits ruminants virus infection in animals (Infeção pelo vírus da peste dos pequenos ruminantes em animais). *Veterinary World*, **2 (4)**, 150-155.
Chen, W., Hu, S., Qu, L., Hu, Q., Zhang, Q., Zhi, H., Huang, K. e Bu, Z. (2010): Uma vacina contra peste-des-petits-ruminantes vetorizada por poxvírus caprino induz anticorpos de neutralização de longa duração a níveis elevados em caprinos e ovinos. *Vaccine*, **28**, 4742 - 4750.
Couacy-Hymann, E., Bidjeh, K., Angba, A., Domenech, J. e Diallo, A. (1995): Proteção dos caprinos contra a RP através da vacinação com o vírus atenuado da PPR. *Res. Vet. Sc.*, **59**, 106109.
Couacy-Hymann, E., Roger, F., Hurard, C., Guillou, J. P., Libeau, G. e Diallo, A. (2002): Deteção rápida e sensível do vírus da peste dos pequenos ruminantes através de um ensaio de reação em cadeia da polimerase. *Journal of Virological Methods,* **100**, 17-25.
DEFRA (2008): Peste de Petits Ruminants (PPR) na China (Tibete). Equipa de Ciências Veterinárias, VITT 1200/PPR, China.
DEFRA (2009): Peste de Petits Ruminants (PPR) in Turkey (Thrace). Equipa de Ciências Veterinárias, VITT/1200 PPR, Turquia.
Dhar, P., Muthuchelvan, D., Sanyal, A., Kaul, R., Singh, R. P., Singh, R. K. e Bandyopadhyay, S. K. (2006): Sequence analysis of the haemagglutinin and fusion protein genes of peste-des-petits ruminants vaccine virus of Indian origin. *Virus Genes,* **32**, 71-78.
Dhar, P., Sreenivasa, B. P., Barrett, T., Corteyn, M., Singh, R. P. e Bandyopadhyay, S. K. (2002): Recent epidemiology of peste des petits ruminants virus. *Vet. Microbiol. J.,* **88 (2)**, 153 - 159.
Diallo, A. (1990): Morbillivirus group: organização do genoma e proteínas. *Vet. Microbiol.,* **23**, 155-163.
Diallo, A., Barret, T., Barbon, M., Shaila, M., Taylor, S. e William, P. (1989): Differentiation of rinderpest and peste des petits ruminantss viruses using specific cDNA clones. *J. Virol. Methods,* **23**, 127-136.
Diallo, A., Barret, T., Lefevre, P. C. e Taylor, W. P. (1987): Comparação de proteínas induzidas em células infectadas com vírus RP e PPR. *J. Gen. Virol.*, **68**, 2033-2038.
Diallo, A., Libeau, G., Couacy-Hymann, E. e Barbron, M. (1995): Recent development in diagnosis of RP and PPR. *Vet. Microbiol,* **44**, 307-317.
Diallo, A., Minet, C., Le Goff, C., Berhe, G., Albina, A., Libeau, G., Barrett, T. (2007): A ameaça da peste dos pequenos ruminantes: progressos no desenvolvimento de vacinas para o controlo da doença. *Vaccine,* **25,** 5591 - 5597.
Dilli, H.K., Geidam, Y.A. e e Egwu, G.O. (2011): Peste de Petits Ruminants in Nigeria: A Review. *Nigerian Veterinary Journal, 32* **(2)**, 112 - 119.
Durrani, A., Kamal, N., Mehmood, N. e Shakoori, A. (2010): Prevalence of peste des petits ruminants (KATA) in sheep and goats of Punjab. *Pakistan Journal of Zoology*, **42**, 211 - 216.
El Hag, Ali, B. (1973): A natural outbreak of rinderpest involving sheep, goats and cattle in Sudan. *Boletim das Epizootias de África*, **12**, 421-428.
El Hag, Ali, B. e Taylor, W. P. (1984): Isolamento do vírus da peste dos pequenos ruminantes do Sudão. *Research in Veterinary Science*, **36**, 1-4.
El-Amin, M.A.G. e Hassan, A.M. (1998): The Sero-monitoring of Rinderpest throughout Africa, phase III results for 1998. FAO/IAEA (Organização das Nações Unidas para a Alimentação e a Agricultura/Agência Internacional da Energia Atómica), Viena, Áustria.
El-Rasih, I. E. (1992): Some Aspects of Peste des Petits Ruminants Epidemiology in North Darfur State, the Sudan. Tese de Mestrado, Faculdade de Medicina Veterinária, Universidade de Cartum, Sudão.
Elsawalhy, A., Jeffrey, C., Mariner, J., Dickens, C., Henry, W., Samuel, W., William, O. e Phillip, T. (2010): Estratégia Pan-Africana para o Controlo Progressivo da PPR. *Bull. Anim. Hlth. Prod. Afr.,* 185-193.
El-Yuguda, A., Chabiri, L., Adamu, F. e Baba, S. (2010): Infeção pelo vírus da peste dos pequenos ruminantes (PPRV) entre os pequenos ruminantes abatidos no matadouro central, Maiduguri, Nigéria. *Sahel Journal of Veterinary Sciences,* **8,** 51-62.
Esmaelizad, M., Saber, J. e Rohani, K. (2011): Análise filogenética do vírus da peste dos pequenos ruminantes (PPRV) isolado no Irão com base em dados de sequências parciais do gene da proteína de fusão (F). *Jornal Turco de Biologia*, **35**, 45 - 50.

Fadlalla, B. e Ahmed, F. A. (2010): Sudan country paper. Disponível em: http://www.ilri.Org/InfoServ/Webpub/Fulldocs/W ana/sudan.htm. Acedido em 16 de janeiro de 2010.

Faiza, A. E. M. (2001): The Prevalence of Antibodies to Peste des Petits Ruminants Virus in Nine States of the Sudan (A prevalência de anticorpos contra o vírus da peste dos pequenos ruminantes em nove estados do Sudão). Tese de Mestrado, Faculdade de Medicina Veterinária, Universidade de Cartum, Sudão.

FAO (1999): Reconhecer a peste dos pequenos ruminantes. In: Sistema de Prevenção de Emergência para Pragas e Doenças Transfronteiriças dos Animais e das Plantas (EMPRES). A Field Manual No. 5. Organização das Nações Unidas para a Alimentação e a Agricultura, Roma, Itália.

FAO (2008): Peste dos pequenos ruminantes (PPR) em Marrocos. EMPRES WATCH agosto de 2008. ftp://ftp.fao.org/docrep/fao/0n/aj120e/aj120e00.pdf. Acedido em 8th novembro, 2011.

FAO (2009): Boletim de Doenças Transfronteiriças dos Animais da EMPRES. No. 33.

Forsyth, M. A. e Barrett, T. (1995): Evaluation of polymerase chain reaction for the detection and characterisation of rinderpest and peste des petits ruminants viruses for epidemiological studies. *Virus Research,* **39**, 151-163.

Furley, C. W., Taylor, W. P. e Obi, T. U. (1987): An outbreak of peste des petits ruminants in a zoological collection. *Veterinary Record,* **121**, 443-447.

Gibbs, P. J. E., Taylor, W. P., Lawman, M. P. e Bryant, J. (1979): Classification of the peste des petits ruminants virus as the fourth member of the genus Morbillivirus. *Intervirology,* **11**, 268 - 274.

Gopilo, A. (2005): Epidemiology of Peste des Petits Ruminants Virus in Ethiopia and Molecular Studies on Virulence (Epidemiologia do vírus da peste dos pequenos ruminantes na Etiópia e estudos moleculares sobre a virulência). Tese de doutoramento, Institut National Polytechnique, Toulouse, França.

Govindarajan, R., Koteeswaran, A., Venugopalan, A. T., Shyam, G., Shaouna, S., Shaila, M. S. e Ramachandran, S. (1997): Isolamento do vírus da peste dos pequenos ruminantes de um surto em búfalos indianos (*Bubalus bubalis*). *Vet. Rec.,* **141 (22)**, 573-574.

Hamdy, F. M., Dardiri, A. H., Nduaka, O., Breese, S. S. e Ihemelandu, E. C. (1976): Etiologia do complexo estomatite-pneumoenterite em cabras anãs nigerianas. *Can. J. Comp. Med.,* **40**, 276-284.

Haroun, M., Hajer, I., Mukhtar, M. e Ali, B. E. (2002): Deteção de anticorpos contra o vírus da peste dos pequenos ruminantes em soros de bovinos, camelos, ovinos e caprinos no Sudão. *Veterinary Research Communication,* **26 (7)**, 537-541.

Harrison, M. N. e Jackson, J. K. (1958): Ecological classification of the vegetation of the Sudan (Classificação ecológica da vegetação do Sudão). Boletim Florestal n.º 2, Comité das Publicações Agrícolas, Cartum.

Hassan, A. K. M., Ali, Y. O., Hajir, B. S., Fayza, A. O. e Hadia, J. A. (1994): Observation on epidemiology of peste des petits ruminant in Sudan, *The Sudan Journal of Veterinary Research,* **13**, 29 - 34.

Hilan, C., daccache, L., Khazaal, K., Beaino, T., Massound, E., Louis, F. (2006): Sero-vigilância da peste dos pequenos ruminantes no Líbano. *Lebanses Science Journal,* **7 (1)**, 9 - 24.

Hoffmann, D. (1999): Asian Livestock to the Year 2000 and beyond. Série de documentos de trabalho 1/2. Organização das Nações Unidas para a Alimentação e a Agricultura. Gabinete Regional para a Ásia e o Pacífico, Banguecoque, 1-44.

Housawi, F., Abu Elzein, E., Mohamed, G., Gameel, A., Al-Afaleq, A., Hagazi, A. e Al- Bishr, B. (2004): Emergência do vírus da peste dos pequenos ruminantes em ovinos e caprinos no leste da Arábia Saudita. *Rev. Elev. Med. Vet. Pays Trop.,* **57**, 31 - 34.

House, J. A. e Mariner, J. C. (1996): Estabilização da vacina contra a peste bovina por modificação do processo de liofilização. *Developments in Biological Standardization,* **87**, 235 - 244.

IGAD (2007): Livestock Policy Initiative, the Political Economy of Livestock and Pastoralism in Sudan. IGAD LPI Working Paper No. 06 - 08, Addis Abeba, Etiópia, pp 1-5.

ILRI (2009): Constraints in the market chains for export of Sudanese sheep and sheep meat to the Middle East (Constrangimentos nas cadeias de mercado para a exportação de ovinos e carne de ovino do Sudão para o Médio Oriente). 16th Research Report. ILRI Publications Unit, Addis Ababa, Etiópia, pp 8-40.

Intisar, K. S. (2002): Studies on peste des petits ruminants (PPR) disease in Sudan (Estudos sobre a doença da peste dos pequenos ruminantes (PPR) no Sudão). Tese de Mestrado, Faculdade de Ciências Veterinárias, Universidade de Cartum, Sudão.

Intisar, K. S. Khalafalla, A.I., El Hassan, S.M. e El Amin, M. A. (2011): Deteção de anticorpos contra Peste des petits Ruminants (PPR) em ovinos e caprinos em diferentes áreas do Sudão usando ELISA competitivo. *Sudan Journal of Veterinary Science and Animal Husbandry,* **50 (2)**, 54 - 63.

Intisar, K. S., Khalafalla, A. I., El Hassan, S.M. e El Amin, M. A. (2007): Deteção de anticorpos contra a peste dos pequenos ruminantes (PPR) em caprinos e ovinos em diferentes áreas do Sudão utilizando ELISA competitivo. Actas da 12.ath Conferência Internacional da Associação de Instituições de Medicina Veterinária Tropical. 20 - 22 de agosto de 2007, Montpellier, França.

Intisar, K. S., Yahia, H. A., AbdelMelik, I. K. e Mahasin, E. A. (2009): Current situation of peste des petits ruminants (PPR) in the Sudan (Situação atual da peste dos pequenos ruminantes (PPR) no Sudão). *Trop. Anim. Health Prod., 42,* 89-93.

Jones, L., Giavedoni, L., Saliki, J. T., Brown, C., Mebus, C. e Yilma, T. (1993): Protection of goats against peste des petits ruminants with a vaccinia virus double recombinant expressing the F and H genes of rinderpest virus. *Vaccine,* **13**, 36-40.

Karrar, A. B. e Adam, E. A. (2006): Breve visão geral da economia do Sudão e perspectivas futuras para o desenvolvimento agrícola. In: Fórum de Ajuda Alimentar de Cartum, 6-8 de junho de 2006, Cartum, Sudão, pp. 1-8.

Kerur, N., Jhala, M. K. e Joshi, C. G. (2008): Caracterização genética do vírus indiano da peste dos pequenos ruminantes (PPRV) por sequenciação e análise filogenética de segmentos de genes de proteínas de fusão e nucleoproteínas. *Investigação em ciências veterinárias,* **85**, 176183.

Khalafalla, A. I., Intisar, K. S., Ali, Y. H., Amira, M. H., Abu Obeida Ali, Gasim, M. e Zakia, A. (2005). Infeção de camelos por Morbillivius no Sudão oriental. Nova doença emergente, fatal e contagiosa. Procedimentos da Conferência Internacional sobre Doenças Infecciosas Emergentes. 26th março - 1st abril, Alain, EAU.

Khalafalla, A. I., Saeed, I. K., Ali, Y. H., Abdurrahman, M. B., Kwiatek, O., Libeau, G., Obeida, A. A. e Abbas, Z. (2010): An outbreak of peste des petits ruminants (PPR) in camels in the Sudan (Um surto de peste dos pequenos ruminantes (PPR) em camelos no Sudão). *Ata Trop.,* **116,** 161- 165.

Khan, H. A., Siddique, M., Abubakar, M., Arshad, M. J. e Hussain, M. (2008): Prevalence and distribution of peste des petits ruminants virus infection in Pakistan [Prevalência e distribuição da infeção pelo vírus da peste dos pequenos ruminantes no Paquistão]. *Small Ruminants Research,* **79,** 152 - 157.

Kinne, J., Kreutzer, R., Kreutzer, M., Wernery, U. e Wohlsein, P. (2010): Peste des petits ruminants in Arabian wildlife (Peste dos pequenos ruminantes na vida selvagem da Arábia). *Epidemiol. Infect.,* **138**, 1211 - 1214.

Kock, R. A., Wambua, J. M., Mwanzia, J., Wamwayi, H., Ndungu, E. K., Barrett, T., Kock, N. D. e Rossiter, P. B. (1999): Rinderpest epidemic in wild ruminants in Kenya 1993-97. *Veterinary Record,* **145**, 275 - 283.

Kul, O., Kabakci, N., Atmaca, H. T. e Ozkul, A. (2007): Natural peste des petits ruminants virus infection: novel pathologic findings resembling other morbillivirus infections. *Vet. Pathol,* **44,** 479 - 486.

Kumar, P., Kumar, R., Sharma, A. e Tripathi, B. N. (2002): Pathology of peste des petits ruminants (PPR) in goats and sheep: spontaneous study. *Indian Journal of Veterinary Pathology*, **26**, 15 - 18.

Kumar, P., Tripathi, B. N., Sharma, A. K., Kumar. R., Sreenivasa, B. P., Singh, R. P., Dhar, P. e Bandyopadhyay, S. K. (2004): Pathological and immunohistochemical study of experimental peste des petits ruminants virus infection in goats. *J. Vet. Med. B. Infect. Dis. Vet. Public Health,* **51**,153 - 159.

Lefevre, P. C. e Diallo, A. (1990): Peste dos pequenos ruminantes. *Rev. Sci. Tech. Off. Int. Epiz.*, **9**, 951 - 965.

Libeau, G., Diallo, A., Calvez, D. e Lefevre, P. C. (1992): Um ELISA competitivo utilizando anticorpos monoclonais anti-N para a deteção específica de anticorpos RP em bovinos e pequenos ruminantes. *Veterinary Microbiology,* **31**, 147-160.

Libeau, G., Diallo, A., Colas, F. e Guerel, L. (1994): Diagnóstico diferencial rápido da peste bovina e da peste dos pequenos ruminantes utilizando um teste ELISA de imunocaptura. *Vet. Rec.*, **134**, 300-304.

Libeau, G., Perhaud, C., Lancelot, R., Colas, F., Gurre, L., Bishop, D. H. L. e Diallo, A. (1995): Desenvolvimento de um ELISA competitivo para a deteção de anticorpos contra o vírus da peste dos pequenos ruminantes utilizando uma nucleoproteína recombinante. *Research in Veterinary Science,* **58**, 50-55.

Lughano, K. e Dominic, K. (1996): Diseases of Small Ruminants A Handbook-Common Diseases of Sheep and Goats in Sub-Saharan Africa (Doenças dos Pequenos Ruminantes - Manual de Doenças Comuns de Ovinos e Caprinos na África Subsaariana). (1st edition). Easter Bush, Roslin, Midlothian EH 25 9RG, Escócia. VETAID, Centro de Medicina Veterinária Tropical. pp 66-68.

Luka, P., D., Erume, J., Mwiine, F. N. e Ayebazibwe, C. (2011): Seroprevalência de anticorpos contra a Peste dos Pequenos Ruminantes em ovinos e caprinos após a vacinação em Karamoja, Uganda: Implicações no controlo. *Int. J. Anim. Vet. Adv., 3* **(1),** 18 - 22.

MARF (2009): Technical Assistance to the LESP-Northern Sub-Project in the Assessment of the Relative Importance of Priority Livestock Diseases and their Socio-Economic Impact [Assistência Técnica ao Sub-Projeto LESP-Norte do LESP na Avaliação da Importância Relativa das Doenças Prioritárias do

Gado e do seu Impacto Socioeconómico]. Cartum, Sudão.

MARF (2010): Estratégia de controlo do PPRV, Plano Nacional de Emergência Veterinária do Sudão. Departamento de Saúde Animal e Controlo das Epizootias. Cartum, Sudão.

MARF (2011): Departamento de Estatística e Informação. Unidade GIS, Cartum, Sudão.

Mehmood, A., Ali, Q., Gadahi, J. A., Malik, S. A. e Shah, S. I. (2009): Deteção de anticorpos contra o vírus da Peste dos Pequenos Ruminantes (PPR) em populações de ovinos e caprinos da Província da Fronteira Noroeste (NWFP) do Paquistão por ELISA competitivo (cELISA). *Veterinary World*, **2 (9),** 333 - 336.

Meyer, G. e Diallo, A. (1995): The nucleotide sequence of the fusion protein gene of the peste des petits ruminants virus: the long untranslated region in the 5"-end of the F- protein gene of morbilliviruses seems to be specific to each virus. *Virus Res., 37, 2338.*

Ministério do Ambiente e do Desenvolvimento Físico (MEPD) (2009): Sudan's Biological Diversity. 4th report. MEPD, Cartum, Sudão.

Mulindwa, B., Ruhweza, S. P., Ayebazibwe, C., Mwiine, F. N., Muhanguzi, D. e Olaho-Mukani, W. (2011): Levantamento serológico da Peste dos Pequenos Ruminantes na sub-região de Karamoja, no Uganda, por ELISA competitivo. *Veterinary World*, **4 (4)**, 149 - 152.

Murphy, F. A., Gibbs, E. P. J., Horzinck, M. C. e Studdert, M. J. (eds.) (1999): Paramyxoviridae. In: Veterinary Virology. (3rd edition). U.S.A., Academic Press. pp 411-428.

Muthuchelvan, D., Sanyal, A., Sreenivasa, B. P., Saravanan, P., Dhar, P., Singh, R. P., Singh, R. K. e Bandyopadhyay, S. K. (2006a): Analysis of the matrix protein gene sequence of the Asian lineage of peste-des-petits ruminants vaccine virus. *Vet. Microbiol,* **113**, 83-87.

Muthuchelvan, D., Sanyal, A., Balamurugan, V., Dhar, P. e Bandyopadhyay, S. K. (2006b): Análise da sequência do gene da nucleoproteína do vírus da vacina PPR de linhagem asiática. *Vet. Res. Commun.,* **30**, 953-961.

Nanda, Y. P., Chatterjee, A., Purohit, A. K., Diallo, A., Innui, K., Sharma, R. N., Libeau, G., Thevasagayam, G. J. A., Bruning, A., Kiching, R. P., Anderson J., Barrett, T. e Taylor, W. P. (1996): O isolamento do vírus da peste dos pequenos ruminantes do Norte da Índia. *Vet. Microbiol.,* **51 (4)**, 207-216.

Nardi M. D., Saleh, S. M. L., Batten, C., Oura, C., Nardo, A. D. e Rossi, D. (2011): Primeira evidência de circulação do vírus da Peste dos Pequenos Ruminantes (PPR) na Argélia (Territórios Saharauis): Investigação de surtos e identificação da linhagem do vírus. *Doenças Transfronteiriças e Emergentes,* **17**, 1 - 9.

Nussieba, A. O. (2005): Peste dos pequenos ruminantes no Sudão: Deteção, isolamento e identificação de vírus, patogenicidade e serovigilância. Tese de Mestrado, Faculdade de Medicina Veterinária, Universidade de Cartum, Sudão.

Nussieba, A. O., Ali, A. S., Mahasin, A. e Fadol, M. A. (2009): Achados patológicos, serológicos e virológicos em cabras infectadas experimentalmente com isolados sudaneses do vírus da Peste dos Pequenos Ruminantes (PPR). *Jornal de Virologia Geral e Molecular*, **1 (1),** 1 - 6.

Nussieba, A., O, Mahasin, E. R., Ali, A. S. e Fadol, M. A. (2008): Deteção rápida do antigénio do vírus da peste dos pequenos ruminantes (PPR) no Sudão através dos testes de precipitação em gel de ágar (AGPT) e de hemaglutinação (HA). *Tropical Animal Health and Prod.*, **40**, 363 - 368.

Nussieba, A., O., Ali, A. S., Mahasin, E. A. e Fadol, M. A. (2009): Seroprevalências de anticorpos contra o vírus da Peste dos Pequenos Ruminantes (PPR) em ovinos e caprinos no Sudão. *Trop. Anim. Health Prod.,* **41,** 1449 - 1453.

Obi, T. U. (1984): A deteção do antigénio do vírus da PPR através do teste de precipitação em gel de ágar e da contra-imunoeletroforese. *J. Hyg.,* **93**, 579-586.

Obidike, R., Ezeibe, M., Omeje, J. e Ugwuomarima, K. (2006): Incidence of peste des petits ruminants haemagglutinins in farm and market goats in Nsukka, Enugu State, Nigeria. *Bull. Anim. Health Prod. Afr.,* **54,** 148-150.

OIE (2008): Peste dos pequenos ruminantes. In: Manual de Normas para Testes de Diagnóstico e Vacinas. 5th edition. Organização Mundial da Saúde Animal, Paris, França, pp. 10361046.

OIE (2010): Situação da Peste dos Pequenos Ruminantes (PPR) no Médio Oriente. Representação regional para o Médio Oriente. Organização Mundial da Saúde Animal, Paris, França, pp 1-3.

Olivier, K., H., Yahia, A., Intisar, K. S., Khalafalla, A. I., Osama, I. M., Abu Obeida, A., Abdelrahman, M. B., Halima, M. O., Taha, K. M., Zakia, A., Harrak, M. E., Lhor, Y., Diallo, A., Lancelot, R., Albina, E. e Libeau, G. (2011): Linhagem asiática do vírus da Peste dos Pequenos Ruminantes, África. *Doenças Infecciosas Emergentes, 17* **(7)**, 1223 - 1231.

Olivier, K., Minet, C., Grillet, C., Hurard, C., Carlsson, E., Karimov, B., Albina, E., Diallo, A., e Libeau, G.,

(2007): Peste des petits ruminants (PPR) outbreak in Tajikistan. *J. Comp. Pathol,* **136 (2-3),** 111-119.
Osama, I., M. (2010): Estudos sobre a doença de Peste Des Petits Ruminants no Estado do Nilo Branco, Sudão. Tese de Mestrado, Conselho de Investigação de Recursos Animais, Academia de Ciências do Sudão, Sudão.

Ozkul, A., Akca, Y., Alkan, F., Barrett, T., Karaoglu, T., Daglap, S. B., Anderson, J., Yesilbag, K., Cokcaliskan, C., Genacy, A. e Burgu, I. (2002): Prevalence, distribution and host range of peste des petits ruminants virus Turkey. *Emerg. Infect. Dis.,* **8 (7),** 708-12.

Pandey, K. D., Baron, M. D. e Barrett, T. (1992): Differential diagnosis of rinderpest and PPR using biotinylated cDNA probes. *Vet. Rec.,* **131**, 199-200.

Parida, S., Mahapatra, M., Kumar, S., Das, S. C., Baron, M. D., Anderson, J. e Barrett, T. (2007): Rescue of a chimeric rinderpest virus with the nucleocapsid protein derived from peste-des-petits ruminants virus: use as a marker vaccine. *J. Gen. Virol.*, **88**, 2019-2027.

Pawar, M. R., Raj, D. G., Kumar, S. T. M. A., Raja, A. e Balachandran, C. (2008): Effect of siRNA mediated suppression signalling lymphocyte activation molecule on replication of peste des petits ruminants virus in vitro. *Virus Research,* **136,** 118 - 123.

Radostits, M., Gay, C., Hinchcliff, K., Constable, P. (eds.) (2007): Doenças virais caracterizadas por sinais do trato alimentar. In: Veterinary Medicine, A textbook of the diseases of cattle, horses, sheep, pigs and goats. (10th edition). Reino Unido, Saunders Elsevier. pp 1242-1244.

Rashid, A., Asim, M. e Hussain, A. (2008a): An outbreak of peste des petits ruminants in goats in Lahore (Um surto de peste dos pequenos ruminantes em cabras em Lahore). *Journal of Animal and Plant Sciences,* **18(4)**, 72 - 75.

Rashid, A., Asim, M. e Hussain, A. (2008b): Seroprevalência do vírus da Peste dos Pequenos Ruminantes (PPR) em caprinos, ovinos e bovinos no Livestock Production Research Institute Bahadurnagar Okara. *J. Anim. Pl. Sci.,* **18(4),** 114 - 116.

Roger, F. M., Guebre Y. G., Libeau, A., Diallo, L. M. e Yigezu, Y. T. (2001): Deteção de anticorpos contra os vírus da peste bovina e da peste dos pequenos ruminantes (Paramyxoviridae, Morbillivirus) durante uma nova epizootia em camelos etíopes (Camelus dromedarius). *Revue Med. Vet.,* **152 (3)**, 265-268.

Roger, F., Yigezu, M., Hurard, C., Libeau, G., Mebratu, G.Y., Diallo, A. e Faye, B. (2000): Investigações sobre uma nova condição patológica dos camelos na Etiópia. *JCPR,* **(2)**, 163165.

Romero, C. H., Barrett, T., Kitching, R. P., Bostock, C. e Black, D. N. (1995): Protection of goats against peste des petits ruminants with a recombinant capripox virus expressing the fusion and haemagglutinin protein genes of rinderpest virus. *Vaccine*, **13**, 46-50.

Rossiter, P. B. (1994): Rinderpest. In: Infectious Diseases of Livestock with Special Reference to South Africa, (Editores: Coetzer, J. W., Thomson, G. R. e Tustin, R. C.), Vol. 2, Oxford University Press, Cidade do Cabo, pp. 735-757.

Saliki J. T. (2010): Peste dos pequenos ruminantes. http://www.vet.uga.edu/vpp/gray book/Handheld/pdp.htm. Acedido em 12 de outubro de 2010.

Saliki, J., Libeau, G., House, J. A., Mebus, A. e Dubov, E. J. (1993): ELISA de bloqueio baseado em anticorpos monoclonais para deteção específica e titulação de anticorpos contra o vírus da PPR em soros de caprinos e ovinos. *Journal of Clinical Microbiology,* **31**, 1075 - 1082.

Saliki, J. T., House J. A., Charles A. M. e Dubovi, E. J. (1994): Comparação entre o ELISA em sanduíche baseado em anticorpos monoclonais e o isolamento do vírus para a deteção do vírus da PPR em tecidos e secreções de caprinos. *J. Clin. Microb.,* **32**, 1349-1353.

Sande, R., Ayebazibwe, C., Waiswa, C., Ejobi, F., Mwiine, F. N., Olaho-Mukani, W. (2011): Evidência de anticorpos contra o vírus da Peste Des Petits Ruminants em pequenos ruminantes nos distritos de Amuru e Gulu, Uganda. *Pak. Vet. J.,* **31**, 1 - 3.

Sarker, S. e Hemayeatul, M. I. (2011): Prevalência e Avaliação dos Factores de Risco da Peste dos Pequenos Ruminantes em Caprinos em Rajshahi, Bangladesh. *Vet. World*, **4 (12)**, 546-549.

Sato, H., Masuda, M., Miura, R., Yoneda, M. e Kai, C. (2006): A nucleoproteína de Morbillivirus possui um novo sinal de localização nuclear e um sinal de exportação nuclear independente de CRM1. *Virologia,* **352**, 121-130.

Senyael, S. E., Kapaga, A., Kivaria, F., Tinuga, D., Joshua, G. e Sanka, P. (2009): Prevalência e distribuição do vírus da peste suína em vários distritos da Tanzânia. *Vet. Res. Comm.,* **10,** 927 - 936.

Shaila, M. S., Purushothaman, V., Bhavasar, D., Venugopal, K. e Venkatesan, R. A. (1989): Peste des petits ruminants of sheep in India. *Vet. Rec.*, **125**, 602.

Shaila, M. S., Shamaki, D., Forsyth, M. A., Diallo, A., Goatley, L., Kitching, R. P. e Barrett, T. (1996): Geographic distribution and epidemiology of peste des petits ruminants virus. *Virus Research*, **43 (2),**

149-153.

Sharawi, S. S. A. e Abd-El-Rahim, I. H. A. (2011): Sequenciamento de nucleotídeos e análise filogênica do epítopo de fusão (F) para o vírus egípcio Pestes Des Petit Ruminants (PPRV), prevendo critérios únicos declarados como Egito 2009. *Jornal Internacional de Virologia*, **7**, 204 - 209.

Sharawi, S. S., Yousef, M. R., Al-Hofufy, A. N. e Al-Blowi, M. H. (2010): Isolamento, diagnóstico serológico e por PCR em tempo real do vírus da Peste Des Petites Ruminants em gazelas árabes naturalmente expostas na Arábia Saudita. *Veterinary World, 3* **(11)**, 489 - 494.

Singh, R. P., Bandyopadhyay, S. K., Sreenivasa, B. P. e Dhar, P. (2004): Produção e caraterização de anticorpos monoclonais contra o vírus da peste dos pequenos ruminantes (PPR). *Vet. Res. Commun.*, **28**, 623-639.

Singh, R. P., Saravanan, B. P, Dhar, P., Shah, L. C. e Bandyopadhyay, S. K. (2004): Development of a monoclonal antibody based competitive-ELISA for detection and titration of antibodies to peste des petites ruminants (PPR) virus. *Vet. Microbiol,* **98**, 3-15.

Sinnathamby, G., Renukaradhya, G.J., Rajasekhar, M., Nayak, R. e Shaila, M. S. (2001): Immune responses in goats to recombinant hemagglutinin-neuraminidase glycoprotein of peste des petits ruminants virus: identification of a T cell determinant. *Vaccine*, **19**, 4816-4823.

Srinivas, R. P. e Gopal, T. (1996): Peste dos pequenos ruminantes (PPR): A new menace to sheep and goats. *Livestock Advisor,* **21 (1)**, 22-26.

Stem, C. (1993): An economic analysis of the prevention of PPR in Nigerian goats. *Prev. Vet. Med.*, **16**, 141-150.

Sulieman H. M. e Buchroithner, M. F. (2006): Assessment of Natural Vegetation Clearing and Re-Growth in Southern Gadarif (Sudan) Using Change Vetor Analysis Based on Remote Sensing and Field Data. In: Actas do Simpósio Intercalar da Comissão VII da ISPRS "Remote Sensing: From Pixels to Processes", 8-11 de maio de 2006 Enschede, Países Baixos, pp 586-591.

Taylor, W. P. (1979a): Proteção dos caprinos contra a PPR com o vírus RP atenuado. *Res. Vet. Sci.,* **27**, 321-324.

Taylor, W. P. (1979b): Estudos serológicos com o vírus da peste dos pequenos ruminantes na Nigéria. *Res. Vet. Sc.*, **26**, 236-242.

Taylor, W. P. (1984): The distribution and epidemiology of PPR. *Medicina Veterinária Preventiva*, **2**, 157-166.

Taylor, W. P. e Abegunde, A. (1979): The isolation of peste des petits ruminants virus from Nigerian sheep and goats. *Res. Vet. Sci.,* **26**, 94-96.

Taylor, W. P., Abusaidy, S. e Barret, T. (1990): The epidemiology of PPR in the sultanate of Oman. *Vet. Micro.,* **22**, 341-352.

Thoyba, E. R. A. (2009): Crescimento do vírus da Peste dos Pequenos Ruminantes (PPRV) em Ovos de Galinha Embrionados e Cultura Celular. Tese de Mestrado, Faculdade de Medicina Veterinária, Universidade de Cartum, Sudão.

Thrusfield, M. (2007): Epidemiologia Veterinária. (3rd Edition). Reino Unido, Blackwell Science Ltd. pp 274 - 282.

Tun, T. N. (2007): Prevalence Survey of Bovine Brucellosis (*Brucella abortus*) in Dairy Cattle in Yangon, Myanmar. Tese de Mestrado, Faculdade de Medicina Veterinária, Universidade de Chiang Mai e Freie Universität Berlin.

ONU (2010): Portal de Informação sobre o Sudão. Disponível online em: http://www.unsudanig.org/new gateway/. Acedido em 24 de novembro de 2010.

USAID (2010): Peste dos Pequenos Ruminantes (PPR). Resumo técnico. EUA, pp 1 - 5.

Wamwayi, H. M., Rossiter, P. B., Kariuki, D. P., Wafula, J. S., Barrett, T. e Anderson, J. (1995): Peste des petits ruminants antibodies in East Africa. *Vet. Rec.,* **136**, 199 - 200.

Wang, Z., Bao, J., Wu, X., Liu, Y., Li, L., Liu, C., Suo, L., Xie, Z., Zhao, W., Zhang, W., Yang, N., Li, J., Wang, S. e Wang, J. (2009): Peste des Petits Ruminants Virus in Tibet, China. *Doenças Infecciosas Emergentes*, **15 (2)**, 1-3.

Waret-Szkuta, A., François, R., David, C., Laikemariam, Y., Libeau, G., Dirk, P. e Javier, G. (2008): Peste des Petits Ruminants (PPR) na Etiópia: Análise de um inquérito serológico nacional. *BMC Veterinary Research*, **4**, 1-10.

Wifag, A. M. A. (2009): Inquérito e Investigações Serológicas sobre a Peste dos Pequenos Ruminantes (PPR) no Estado do Nilo Branco, Sudão. Tese de Mestrado, Faculdade de Medicina Veterinária, Universidade

de Cartum, Sudão.
Worrwall, E. E., Litamoi, J. K., Seck, B. M., e Ayelet, G. (2001): Xerovac: um método ultrarrápido para a desidratação e conservação de vacinas vivas atenuadas contra a peste bovina e a peste dos pequenos ruminantes. *Vaccine,* **19,** 834-839.
Wosu, L. O. (1989): Gestão de casos clínicos da doença da peste dos pequenos ruminantes (PPR) em caprinos. *Vet. Microbiol,* **41,** 151- 163.
Zahur, A. B., Ullah, A., Irshad, H., Farooq, M. S., Hussain, M. e Jahangir, M. (2009): Epidemiological investigations of a peste des petits ruminants (PPR) outbreak in Afghan sheep in Pakistan (Investigações epidemiológicas de um surto de peste dos pequenos ruminantes (PPR) em ovinos afegãos no Paquistão). *Pakistan Veterinary Journal,* **29**, 174 - 178.
Zeidan, M. (1994): Diagnosis and Distribution of PPR in small ruminants in Khartoum state during 1992-1994. Dissertação de Mestrado, Faculdade de Medicina Veterinária, Universidade de Cartum, Sudão.

ANEXOS

Anexos 1: Reagentes e soluções ELISA competitivos

1. Tampão de bloqueio
O tampão de bloqueio foi preparado misturando 100 ml de PBS com 0,1 ml de Tween 20 e 0,3 ml de soro bovino normal.

2. Tampão de lavagem
O tampão de lavagem foi preparado misturando 200 ml de PBS com 800 ml de DDW para obter solução salina tamponada com fosfato 0,002 M, pH 7,4±0,2.

3. Stock de antigénio PPR
O antigénio foi fornecido com o kit na forma líquida e armazenado a -20°C.

3.1. Solução de trabalho do antigénio PPR
A solução-mãe do antigénio PPR foi diluída 1:100 em tampão de bloqueio para fazer a solução de trabalho do antigénio cELISA.

4. Anticorpo monoclonal anti-PPR
4.1. Solução de trabalho do anticorpo monoclonal
A solução-mãe de anticorpo monoclonal foi diluída 1:100 em tampão de bloqueio.

5. Stocks de soro de controlo
O conteúdo liofilizado de um frasco de cada soro de controlo (C++, C+, C-) foi reconstituído com precisamente 1 ml de água estéril (diluentes de reconstituição 124) fornecida com o kit e armazenada a -20°C.

6. Solução de trabalho do conjugado
A solução-mãe do conjugado foi diluída 1:1000 em tampão de bloqueio.

Anexos 2: Formato do questionário PPR para proprietários e criadores

FORMATO DE RECOLHA DE DADOS

N.º **Data:** //
Estado: **Localidade/sítio:**

1. Informações gerais

(a) Nome:

(b) Endereço:

(c) Género:

(d) Idade:

(e) Nível de escolaridade:

- Sem instrução

- Escola primária
- Escola secundária
- Escola secundária
- Licenciado
- Formação profissional

(f) Número de anos de experiência no sector animal

2. Gestão dos efectivos e caraterísticas dos efectivos

(a) Onde é que o rebanho é mantido?

(b) Quantos animais existem? Ovelhas? Cabras?

(c) Raça:

1- Ovinos

- Hamari
- Kabashi
- Gash
- Abrag
- Branco
- Ashgar
- Ahmar
- Asfar
- Zaghawa
- Garagem
- Cruzamento de raças
- Exótico
- Sexo: Todos os homensTodas as mulheresMisto

- **i- Cabras**
- Baladi
- Garagem
- Nubi
- Cruzamento de raças
- Exótico
- Sexo: Todos os homensTodas as mulheresMisto

(e) Qual é o sexo mais afetado?

- Homens
- Mulheres
- Ambos igualmente
- Não sei

(f) Mistura espécies diferentes? SimNão

(g) Qual é a origem dos animais quando os compra?

(h) Caraterísticas da data de compra dos animais

(i) Os animais do efetivo têm números de identificação? SimNão

(j) O que é que se faz quando se introduzem novos animais na manada?

iii- Programas de vacinação e prevenção

(a) Vacina-se contra as seguintes doenças?

(i) Varíola ovina	Sim	Nã
(ii) PPR	Sim	Não
(iii) Carbúnculo	Sim	Não
(iv) HS	Sim	Não
(v) Botulismo	Sim	Nã

(b) Quando foi a última vez que vacinou os seus animais contra a PPR?

(c) Quantos animais foram vacinados?

(d) Quando os animais são comprados no exterior, de onde provêm mais provavelmente?

(e) Mantém os novos animais em quarentena antes de os misturar com os antigos?

SimNão

Durante quanto tempo?

Se forem observados sinais clínicos, qual é a ação?

iv- Tipo de sistema de produção e alteração do efetivo

(a)Origem do rendimento

(a) Apenas o gado

(b) Principalmente pecuária, pequenas culturas

(c) Principalmente culturas, pecuária menor

(d) A pecuária e as culturas são igualmente importantes

(e) Gestão do efetivo e do sistema de exploração

- Sedentário
- Semissedentário
- Misto (cultura/pecuária)
- Pecuária

- Semi-nómada
- Nómada (criação em liberdade ou em pastoreio)

Se nómada, indicar a rota migratória?

(f) A manada misturou-se com outras manadas?

(g) Como é que criam os vossos animais?

- Natural
- Programa de IA

(h) A variação de inventário do efetivo durante o ano deve-se principalmente a

- Abastecimento do mercado
- Consumo não mercantil (consumo doméstico, oferta, perda/roubo)
- Mortalidade

vi- Problema de saúde

(a) Que tipo de serviços veterinários recebe?

- Governamental
- Privado
- Agentes comunitários de saúde animal
- Medicina tradicional
- Utilização de receita própria

(b) Quais são os actuais problemas de doença no efetivo?

- Respiratório
- Gastro-intestinal
- Reprodução
- Pele
- Parasitas externos
- Outros

(c) Qual é a classificação das doenças mais importantes na sua região?

1- ....

2- ....

3- ....

4- ....

5- ....

6- ....

7- ....

8- ....

9- ....

10- ....

(d) Conhece os sintomas clínicos da PPR? SimNão

(e) Já alguma vez observou sinais desta doença no seu efetivo? SimNão

(f) Pode mencionar estes sinais?

1- ....

2- ....

3- ....

4- ....

5- ....

(g) Qual é a faixa etária mais afetada?

- Menos de um ano

-Um a dois anos

-Dois a quatro anos

- Mais de quatro anos

- Não há diferença entre os grupos etários

(h) Morbidade%

(i) Taxa de mortalidade

(j) Taxa de aborto nas ovelhas prenhes afectadas%

(k) O efeito da doença na produção

1- ....

2- ....

4- ....

5- ....

(l) Já foi vacinado contra a PPR? SimNão

Em caso negativo, porquê?...

(m)Quando se descobre um animal doente, o que se faz?

- Isolamento

- Comunicação às autoridades veterinárias

- Tratar o caso sem apresentar queixa

(n) Quando ocorre um surto de PPR no seu efetivo, a fonte provável é

- Introdução de novo(s) animal(ais)
- Contacto em pontos comuns (indicar)
- Contacto com animais selvagens
- Deslocação do(s) animal(ais)
- Outro(indicar)..

(o) Época de ocorrência

- Estação seca
- Época das chuvas
- Estação fria
- Estação quente
- Não especificamente associado à estação do ano

(p) Quantas vezes é que já teve a doença?

- Apenas uma vez
- Duas vezes
- Três vezes
- Ocorre frequentemente

(q) Quando foi o último surto de PPR no seu efetivo?

- Antes de 2000
- 2001 - 2005
- 2006 - 2010
- 2011
- Nunca tinha ocorridoQuando ocorre um surto de PPR ou de qualquer outra doença no rebanho seguinte, como é que protege os seus animais?

- Parar o movimento
- Evitar o contacto com qualquer outro efetivo ou outros animais
- Evitar que os seres humanos entrem em contacto com os seus animais
- Comunicar às autoridades
- Outra medida

(s) Qual a importância dos seguintes sintomas clínicos?

- Diarréias
- Problemas oculares
- Pneumonia
- Mortes de animais jovens

Importância relativa	**Diarreia**	**Problemas oculares**	**Pneumonia**	**Mortes em jovens**	**Outros**
Muito importante					
Importante					
Menos importante					

Negligenciável					

(t) Quando foi a última vez que estes sintomas clínicos ocorreram? -
(u) Tem experiência pessoal com esta doença? SimNão

Em caso afirmativo,
Quando..
Onde...

vii- Sistema de registo

Mantém este tipo de ficheiros de registo consigo?

(a) Ficheiros de registo dos animais	Sim	Não
(b) Ficheiros de produção do efetivo	Sim	Não
(c) Ficheiros de doenças dos efectivos	Sim	Não
(d) Ficheiros relativos ao ambiente ou à gestão do efetivo	Sim	Não

Anexo 3: Modelo de questionário PPR para veterinários

FORMATO DE RECOLHA DE DADOS

N.º **Data: //**

Estado: **Localidade/sítio:**

1. **Informações gerais**

(a) Nome:
(b) Endereço:
(c) Género:
(d) Idade:
(e) Número de anos de experiência

2. Indique as doenças dos ovinos e caprinos mais importantes do ponto de vista económico na sua região, começando pela mais importante e por ordem decrescente

a-..
b-..
c-..
d-..
e-..
f-..
g-..
h-..
i-..
j-..

3. Qual é a base do diagnóstico das doenças acima referidas?

a- Clínico
b- Laboratório
c- Ambos

4. Que medidas são tomadas quando são diagnosticadas as doenças referidas no ponto 2?

a- Tratamento
b- Vacinação
c- Ambos
d- Outros (indicar)..

5. Em caso de vacinação, para que doença(s) é que vacina?

a-..
b-..
c-..
d-..
e-..

6. Quando é que ocorreu o último surto de PPR na sua localidade?

a- Antes de 2000
b- 2001 - 2005
c- 2006 - 2010
d- 2011
e- Nunca tinha ocorrido

7. Quando ocorrem surtos de PPR, em que estação do ano se verificam mais?

a- Estação seca
b- Estação das chuvas
c- Estação fria
d- Estação quente
e- Não especificamente associado à estação

8. Como estão a ser diagnosticados os surtos de PPR na sua localidade e por quem?

a- Clinicamente por..
b- Laboratório..
c- Ambos por..

9. Que medidas de controlo são tomadas quando ocorre um surto de PPR?

a- Vacinação
b- Quarentena
c- Educação pública
d- Tratamento

e- Outros (indicar) ....

10. Qual a duração das medidas de quarentena, caso sejam adoptadas?

a- 2 meses

b- >2 - 4 meses

c- >4 - 6 meses

d- >6 - 8 meses

f- >8 meses

11. A vacinação de ovinos e caprinos contra a PPR é efectuada na sua localidade:

a- De 6 em 6 meses

b- Todos os anos

c- De 2 em 2 anos

d- Apenas em resposta a surtos

e- Outros (indicar) ....

12. Qual é a espécie animal (ovinos ou caprinos) mais afetada pela PPR na sua localidade?

a- Ovinos

b- Cabras

c- Igualmente

d- Não sei

13. Qual é a raça mais afetada pela PPR na sua localidade?

1- Ovinos

- Hamari
- Kabashi
- Gash
- Abrag
- Branco
- Ashgar
- Ahmar
- Asfar
- Zaghawa
- Garagem
- Cruzamento de raças
- Exótico
- Não sei

ii- Cabras

- Baladi
- Garagem
- Nubi
- Cruzamento de raças
- Exótico
- Não sei

14. Qual é o grupo etário mais afetado pela PPR na sua localidade?

- Menos de um ano
- Um a dois anos
- Dois a quatro anos
- Mais de quatro anos
- Não há diferença entre os grupos etários
- Não sei

15. Qual é o sexo mais afetado?

a- Homens

b- Mulheres

c- Ambos igualmente

d- Não sei

16. Quais são os principais sintomas observados habitualmente nos animais infectados com PPR na sua localidade? Assinale

a- Dificuldade respiratória

b- Dispneia e tosse

c- Descargas oculonasais serosas ou mucopurulentas

d- Estomatite
e- Diarreia mucoide ou com coloração de sangue
f- Erosões na vulva ou no prepúcio
g- Abortos
h- Morbilidade elevada
i- Elevada mortalidade nos jovens
j- Elevada mortalidade nos adultos
k- Aborto
l- Perda de peso, fraqueza e emaciação
m- Perda de produção de leite
n- Outros (indicar) ....

17. Quando foi efectuada a última vacinação contra a PPR na sua localidade?
a- Antes de 2000
b- 2000 a 2004
c- 2004 a 2008
d- 2008 a 2011

18. Quantos animais foram vacinados? ....

19. A vacina foi protetora? ....

20. Que sistema de criação é praticado para a produção de ovinos e caprinos na sua localidade?
 - Sedentário
 - Semissedentário
 - Misto (cultura/pecuária)
 - Pecuária
 - Semi-nómada
 - Nómada (criação ao ar livre ou pastoreio)Se nómada, indicar a rota migratória?

21. Quando ocorre um surto de PPR no seu efetivo, a fonte provável é
 - Introdução de novo(s) animal(ais)
 - Contacto em pontos comuns (indicar)
 - Contacto com animais selvagens
 - Deslocação do(s) animal(ais)
 - Outros (indicar) ....

22. Com que problemas se depara quando implementa um programa geral de controlo de doenças na sua localidade e, especificamente, quando controla a PPR?

Faça comentários, dê conselhos ou informações adicionais que gostaria de dar ao MARA/Público/Decisores de políticas relativamente ao controlo da PPR na sua localidade.

CURRICULUM VITAE

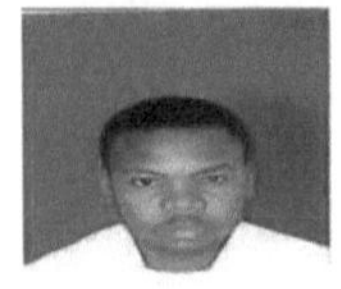

Informações pessoais

Nome(s)	**Yassir Adam Shuaib Mohamed**
Endereço permanente	Universidade de Ciência e Tecnologia do Sudão (SUST), Faculdade de Medicina Veterinária (CVM), Departamento de Medicina Preventiva e Saúde Pública (DPMPH), Rua Wehda, P. Caixa Postal 204, Hilat Kuku, Cartum Norte, O Sudão.
Telemóvel Alternativa móvel Alternativa móvel Alternativa móvel	**+249 9 12962961** +249 9 12227758 +249 121 176027 +249 122 895442
Correio eletrónico E-mail alternativo E-mail alternativo E-mail alternativo E-mail alternativo E-mail alternativo	**Vet.aboamar@gmail.com** Vet.yassir@daad-alumni.de Vet.yassir@yahoo.co.uk Yasershuaeb@sustech.edu Y assiradamshuaib@yahoo.com
Nacionalidade Data de nascimento Local de nascimento Género	sudanês 29/10/1982 El-Obeid, Estado do Cordofão do Norte, Sudão Masculino
Desejado Emprego ou área profissional **Experiência profissional** **1- Profissão ou cargo ocupado** Datas Principais actividades e responsabilidades	**1- Veterinário de campo** **2- Pessoal docente do SUST** **3- Investigador** **Médico e gestor agrícola** De novembro/2005 a maio/2006 1- Cuidar da saúde dos animais (bovinos e pequenos ruminantes) 2- Efetuar tarefas de criação e reprodução de animais 3- Gestão geral da exploração agrícola
Tipo de empresa ou sector	**Setor privado**
2- Profissão ou cargo ocupado	**SUST Docentes do Departamento de Medicina Interna e Cirurgia Vet. Medicina Interna e Cirurgia Veterinária, CVM**
Datas	De maio/2006 a dezembro/2009
Principais actividades	1- Lecionar o curso prático de Medicina Interna Veterinária e Diagnóstico

e responsabilidades	Laboratorial, realizando as seguintes actividades: • Efetuar o exame clínico, fazer o diagnóstico e prescrever os tratamentos para os animais doentes • Recolha de amostras de sangue e realização de hemografias completas, incluindo: - Contagem total de leucócitos - Contagem total de eritrócitos - Volume de células compactadas (PCV) - Estimativa da concentração de hemoglobina - Deteção de parasitas do sangue em filmes corados - Deteção de tripanossomas e microfilárias em preparações não coradas e em preparações com revestimento de Buffy - Reconhecimento das anomalias indicativas de anemia, como a hipocromia, a poiquilocitose e a anisocitose em preparações não coradas - Estudo dos caracteres morfológicos e da qualidade dos eritrócitos em filmes corados - Diferenciação e identificação de tipos de leucócitos em filmes corados - Taxa de sedimentação de eritrócitos (ESR) - Realização de análises químicas do sangue; estimativa dos níveis de - Proteínas plasmáticas (proteínas totais, albumina, globulina) - Glicose - Creatinina - Ureia - Bilirrubina - Estimativa dos níveis de enzimas plasmáticas ou séricas como: - ALT (Alanina Aminotransferase) - AST (Aspartato Aminotransferase) - LDH (Desidrogenase Láctica) - ASP (Fosfatase alcalina) - SD (Sorbitol Desidrogenase) - GD (Glutamic Dehdrogenase) • Análise de amostras de soro para deteção de anticorpos contra diferentes agentes patogénicos infecciosos, por exemplo, teste de Rosa Bengala para a brucelose • Recolha de amostras fecais para - Exame macroscópico para a deteção de segmentos de vermes de fita e para a deteção de espécies de oxyuris - Exame microscópico (esfregaço direto, flotação e
	métodos de sedimentação) - Contagem de ovos (método McMaster) - Deteção de diferentes espécies de bactérias que causam distúrbios intestinais e diarreia - Realização de análises de amostras de urina, incluindo: - Exame macroscópico (cor, odor, viscosidade e transparência) - Exame microscópico para detetar eritrócitos e cristais nos depósitos de urina - Exame químico (estimativa do pH, deteção de proteínas por ácidos, deteção de açúcares pelo reagente de Benedict, deteção de bilirrubina pelo iodo e deteção de corpos cetónicos pelos cristais de Rothera) - Recolha e análise de amostras de leite para deteção de mastites - Exame macroscópico (cor, odor e viscosidade)

	- Exame laboratorial (estimativa do pH através do teste da mastite da Califórnia e do teste de Whiteside modificado) - Esfregaço de leite incubado (coloração de Newman) - Raspagens de pele para - Diagnóstico parasitológico (utilizando hidróxido de potássio para a deteção de ácaros) - Diagnóstico de fungos por meio de microscópio ótico e por cultura - Efetuar o diagnóstico bacteriológico e micológico (isolamento e identificação) de diversas amostras biológicas de animais **2-** Lecionar o curso prático de doenças dos animais selvagens (demonstração de lesões através de imagens coloridas) **3-** Lecionar o curso prático de anatomia, fisiologia e doenças dos peixes (dissecação de peixes e demonstração da anatomia e das lesões através de imagens coloridas) **4-** Actividades tutoriais do treinador **5-** Supervisão de passeios e visitas de campo dos alunos, que são partes importantes dos treinamentos oferecidos aos alunos de graduação no CVM, SUST **6-** Conduzir os alunos nas suas experiências de projectos de licenciatura
3- Profissão ou cargo ocupado	**Docentes do SUST do Departamento de Medicina Preventiva e Saúde Pública, CVM**
Datas	De janeiro/2010 até à data
Principais actividades e responsabilidades	Devo começar a exercer as minhas actividades e a assumir responsabilidades a partir de fevereiro/2012

Nome e endereço do empregador	Universidade de Ciência e Tecnologia do Sudão (SUST), Faculdade de Medicina Veterinária (CVM), Rua Wehda, P. Caixa Postal 204, Hilat Kuku, Cartum Norte, O Sudão.
Tipo de empresa ou sector	**Ensino, investigação e prestação de serviços comunitários**
Educação e formação	
1- Visitas a escolas **Ensino primário**	Escola Primária Al-Shurtah para Rapazes
Datas	De 1990 a 1997
Designação da qualificação atribuída	**Certificado de conclusão do ensino primário**
Nome e tipo de organização de ensino e formação	Ministério da Educação Geral (Organização governamental)
Ensino secundário	Escola Secundária El-Obeid para Rapazes
Datas	De 1998 a 2000
Designação da qualificação atribuída	**Certificado de conclusão do ensino secundário (certificado sudanês)**
Nome e tipo de organização de ensino e formação	Ministério da Educação Geral (Organização governamental)
2- Formação universitária	
Nome do Universidade frequentada	**CVM, SUST**
Datas	De 2001 a 2005
Designação da qualificação atribuída	**Licenciatura em Medicina e Cirurgia Veterinárias (BVMS), distinção de primeira classe, o melhor desempenho**
Principais disciplinas e competências profissionais abrangidas	Medicina e cirurgia veterinárias Epidemiologia veterinária Medicina Veterinária Preventiva Microbiologia veterinária Parasitologia veterinária
Título da tese de licenciatura	Virologia veterinária Doenças zoonóticas Exame laboratorial Imunologia **As competências abordadas durante a realização da experiência do projeto de licenciatura foram:** - Realização de ensaios clínicos - Recolha de amostras de sangue de burros - Quantificação do nível de tripanossomas nas amostras de sangue colhidas (parasitemia) - Realização de a. Contagem total de leucócitos b. Contagem total de eritrócitos c. Volume de células compactadas (PCV)

	d. Estimativa da concentração de hemoglobina e. Deteção de tripanossomas em preparações não coradas, coradas e com revestimento de Buffy f. Estudo das anomalias indicativas de anemia g. Diferenciação de tipos de leucócitos em filmes corados - Colheita e análise de amostras fecais de burros (métodos de esfregaço direto, flutuação e sedimentação) **Reação hematológica de burros a tratamentos experimentais** **Infeção por *Trypanonsoma evansi***
Nome e tipo de organização de ensino e formação	Ministério do Ensino Superior e da Investigação Científica (organização governamental)
3- Formação pós-graduada Primeiro mestrado **Nome da universidade ou do estabelecimento de ensino superior**	**1- Freie Universität Berlin (FUB), Faculdade de Medicina Veterinária (FVM), Alemanha** **2- Universidade de Adis Abeba (AAU), Escola de Estudos Graduados, Etiópia** **3- Universidade de Ciência e Tecnologia do Sudão (SUST), Faculdade de Estudos Graduados e Investigação Científica, Sudão**
Datas	De janeiro/ 2010 a dezembro/ 2011
Designação da qualificação atribuída	**Mestrado em Gestão das Doenças Transfronteiriças dos Animais (MTADM)**
Principais disciplinas e competências profissionais abrangidas	1- **Principais disciplinas ou módulos de base incluídos no MTADM** **- Epidemiologia e bioestatística** - Sistemas de produção animal e ecologia das doenças - Sistema de informação sobre saúde animal e padrões de doença **- Prevenção e controlo das doenças animais transfronteiriças (TAD)** - Sócio-economia, participação comunitária e gestão de projectos - Cadeias de valor dos alimentos para animais e segurança alimentar **- Aplicações de diagnóstico laboratorial** **- Análise de risco** - Resolução de conflitos e gestão da paz **- Vigilância e vigilância baseada nos riscos** **- Doenças emergentes e reemergentes e interações ambientais** - Comércio e regulamentação dos animais e dos produtos de origem animal - Economia da saúde animal - Prestação e avaliação de serviços veterinários - Gestão da vida selvagem, aquática e da saúde dos ecossistemas 2- **As competências profissionais abrangidas pelo projeto de investigação MTADM foram o domínio de** - Desenvolver um tema ou uma ideia para um projeto de investigação - Redação de propostas - Gerir um projeto de investigação - Determinar a dimensão da amostra necessária num estudo com determinados objectivos específicos - Utilizar a estratégia de amostragem e a conceção do estudo adequadas para atingir os objectivos específicos de um determinado estudo - Colheita de amostras de sangue para soro de ovelhas de diferentes grupos etários

	- Realização de um ensaio ELISA competitivo para a deteção de IgG contra o vírus da PPR - Realização de inquéritos por questionário - Revisão da literatura e elaboração de uma tese completa - Gestão, codificação, importação e análise de dados com recurso ao SPSS (estatística descritiva, análise univariada com recurso ao teste do qui-quadrado e análise multivariada com recurso à regressão logística)
Título da tese	***Peste dos Pequenos Ruminantes* em Ovinos no Sudão: Um estudo sobre a seroprevalência e os factores de risco**
Nome e tipo de organização de ensino e formação	FUB, AAU e SUST
Segundo mestrado	
Nome da universidade ou do estabelecimento de ensino superior	**Academia de Ciências do Sudão (SDS)**
Datas	A partir de maio/2008, trabalhos de campo e de laboratório realizados, tese preparada, submetida, aprovada e será defendida em 25th de janeiro/2012
Designação da qualificação atribuída	**Mestrado em Ciências Veterinárias e Saúde Animal (MVSc)**
Principais disciplinas e competências profissionais abrangidas	**As competências profissionais abrangidas foram o domínio de:** - Recolha de amostras de sangue e de soro de bovinos de diferentes grupos etários - Recolha de manchas de sangue em papéis de filtro para PCR e outros estudos moleculares - Recolha e conservação de amostras de carraças para identificação de carraças - Fazer esfregaços de sangue - Coloração com Giemsa e microscopia ótica para deteção de *Babesia bigemina* - Realização de um ensaio ELISA indireto para deteção de IgG contra *B. bigemina* - Realização de IFAT para deteção de anticorpos contra *Babesia bovis* - Extração de ADN e realização de PCR para deteção de ADN de *Babesia bigemina* e *Babesia bovis*
Título da tese	**Prevalência da infeção por *Babesia bigemina* em bovinos no Estado de Kordofan do Norte, Sudão.**
Nome e tipo de organização de ensino e formação	Ministério da Ciência e Tecnologia (Organização governamental)
Aptidões e competências pessoais	
Cursos de curta duração e formação no local de trabalho	1- Princípios Básicos de Ultrassonografia de Animais e Diagnóstico de Gravidez. No CVM, SUST, Sudão, 2006, patrocinado por SUST 2- Curso breve de Cidadão Eletrónico (e-cidadão) sobre competências informáticas básicas, utilização da Internet e do correio eletrónico, acesso a conteúdos em linha e pesquisa de dados, acesso a serviços em linha, contribuição com conteúdos em linha e participação eletrónica. No Centro de Informática e Tecnologias da Informação, SUST, Sudão, 2006, patrocinado pelo SUST 3- Sistemas de Gestão da Qualidade (ISO 9001:2008). No Centro de Excelência e Qualidade Total, SUST, Sudão, 2006, patrocinado pela SUST 4- Diagnóstico de gravidez em pequenos ruminantes usando ultrassom. No

	CVM, SUST, Sudão, 2008, patrocinado por privados 5- Língua alemã; nível principiante. Na Unidade de Língua Alemã, Instituto de Línguas Estrangeiras, AAU, Etiópia, 2010, no âmbito da
Línguas	Formações MTADM 6- Formação em Excel 2007: Funções e análise de dados e elaboração de gráficos. Na FVM, FUB, Alemanha, 2010, no âmbito das acções de formação do MTADM 7- Workshop de redação de propostas. Na Faculdade de Medicina Veterinária, AAU, Etiópia, 2011, no âmbito das acções de formação do MTADM 8- Workshop de gestão, codificação, importação e análise de dados utilizando o Statistical Package for Social Sciences (SPSS) para Windows® versão 18.0. Na Faculdade de Medicina Veterinária, AAU, Etiópia, 2011, no âmbito das acções de formação do MTADM
Língua(s) materna(s)	**1- Hausa** **2- Árabe**
Outra(s) língua(s)	

Autoavaliação	**Compreensão**				**Falar**				**Escrita**	
	Audição		Leitura		Interação oral		Produção oral			
Inglês	B2	Utilizador independente	B2	Utilizador independente	B2	Utilizador independente	B2	Utilizador independente	B2	Utilizador independente
Alemão	A2	Utilizador básico	A2	Utilizador básico	A2	Utilizador básico	A2	Utilizador básico	A2	Utilizador básico

Aptidões e competências sociais	Boa capacidade de adaptação a ambientes multiculturais, adquirida através do meu trabalho na universidade, no terreno, e de estudos no estrangeiro na Alemanha e na Etiópia. Boas capacidades de comunicação, adquiridas através do meu trabalho na universidade, no terreno, e de estudos no estrangeiro na Alemanha e na Etiópia.
Aptidões e competências de organização	Liderança (liderei duas visitas de estudantes e formei nove grupos de estudantes sobre como realizar o trabalho de laboratório dos seus projectos de licenciatura, para além de controlar as actividades de tutoria), adquirida através do meu trabalho na universidade
Aptidões e competências técnicas	Uma boa experiência na realização de exames clínicos de animais, na elaboração de diagnósticos, na prescrição de tratamentos para animais doentes e, sobretudo, na condução e gestão de um projeto de investigação, adquirida através do meu trabalho na universidade, no terreno e na realização de dois mestrados, um dos quais em investigação.
Aptidões e competências informáticas	Bom domínio das ferramentas do Microsoft Office (Word, Excel e PowerPoint), adquirido através da frequência do curso de curta duração e-citizen, no Centro de Informática e Tecnologias da Informação, SUST, Sudão, e de acções de formação sobre a folha de cálculo Excel 2007 na FUB, Alemanha. Bom utilizador da Internet, adquirido através da frequência do curso de curta duração e-citizen, no Centro de Informática e Tecnologia da Informação, SUST, Sudão e pela prática.
Afiliações académicas	Membro do Conselho Veterinário do Sudão desde junho/2006 Membro da Associação Veterinária do Sudão desde julho de 2006 Membro do British Council-Sudan desde fevereiro/2009 (membro renovável) Membro da Associação de Camelos do Sudão desde junho/2009
Publicações	1- Mossaad E., Abdolgabbar A. M., **Shuaib Yassir**, e G. A. Mohamed. (2008), First Isolation of *Aspergillus flavus* from Calf with eye Infection in Sudan [Primeiro isolamento de *Aspergillus flavus* de um vitelo com infeção ocular no Sudão]. Competition for Resources in a Changing World: Novo impulso para o desenvolvimento rural, Tropentag 2008. Livro de Resumos, página 365.

	Disponível em: http://www.tropentag.de/2008/abstracts/full/664.pdf e http://www.tropentag.de/2008/abstracts/posters/664.pdf também publicado em : Mossaad, E.E.; Abdo Elgabbar, M.A.; **Yassir Shuaib**; G.E. Mohammed. 2010. Primeiro isolamento de *Aspergillus flavus* de um bezerro com ceratoconjectivite bilateral no Sudão. U of K. J. Vet. Med. and Anim. Prod, **1 (1)**: 183-186. 2- Abdo Elgabbar M.A, Makimura K, Eljack H.M, **Shuaib Y.A.**, Elham, A.S. ( ):Isolamento de Trichophyton verrucosum de cabras Saanen na Sudão e Sequenciação do gene 28S rDNA-D1/D2. **Apresentado** Serão publicados em breve três artigos sobre *Babesia bigemina* e PPR
Referências	**Abdelhamid Ahmed Mohamed Al-Fadil (BVSc, MSc, PhD)** Professor e diretor do departamento Universidade de Ciência e Tecnologia do Sudão (SUST), Faculdade de Medicina Veterinária (CVM), Departamento de Medicina Preventiva e Saúde Pública (DPMPH), P.O. Box 204 (Hilat Kuku), Cartum Norte, Sudão Telemóvel: +249 9 15689630 Correio eletrónico: aaelfadil@yahoo.com **Amel Omer Bakhiet (BVSc, MSc, PhD)** Professor e reitor Universidade de Ciência e Tecnologia do Sudão (SUST), Faculdade de Medicina Veterinária (CVM), Departamento de Microbiologia, Patologia e Parasitologia (DMPP), P.O. Box 204 (Hilat Kuku), Cartum Norte, Sudão. Mob. +249 9 12347090 Tele-fax: +249 185 380316 Correio eletrónico: amel33@gmail.com

Mohamed Abdalsallam Abdalla (BVSc, MSc, PhD)

Professor associado e diretor adjunto
Universidade de Ciência e Tecnologia do Sudão (SUST),
Faculdade de Medicina Veterinária (CVM),
Departamento de Medicina Preventiva e Saúde Pública (DPMPH),
P.O. Box 204 (Hilat Kuku),
Cartum Norte, Sudão
Telemóvel: +249 9 12943128
Correio eletrónico: salama2000@yahoo.com

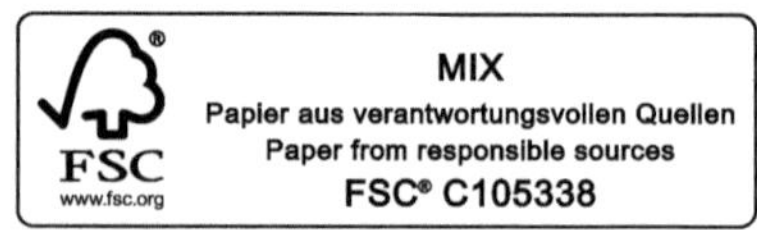

Printed by Books on Demand GmbH, Norderstedt / Germany